国家卫生健康委员会"十三五"规划教材

全国高等职业教育配套教材

供临床医学专业用

中医学
实训及学习指导

主 编 王世勋 简亚平

副主编 郭文娟 谢明夫 丁 斗

编 者（以姓氏笔画为序）

丁 斗（遵义医药高等专科学校）　　郑 波（重庆三峡医药高等专科学校）

万迎晖（江西卫生职业学院）　　　　郑 琼（曲靖医学高等专科学校）

王世勋（南阳医学高等专科学校）　　郭文娟（山西中医药大学）

牛晓玲（上海健康医学院附属周浦医院）　曹惠英（韶关学院医学院）

李远鹏（四川中医药高等专科学校）　程艳婷（山西中医药大学）

张立峰（大庆医学高等专科学校）　　谢明夫（菏泽医学专科学校）

周少林（江苏医药职业学院）　　　　简亚平（永州职业技术学院）

周红军（沧州医学高等专科学校）　　潘年松（遵义医药高等专科学校）

人民卫生出版社

·北 京·

图书在版编目（CIP）数据

中医学实训及学习指导 / 王世勋,简亚平主编 . —
北京：人民卫生出版社,2021.2
ISBN 978-7-117-30394-1

Ⅰ.①中… Ⅱ.①王… ②简… Ⅲ.①中医学-高等
职业教育-教学参考资料　Ⅳ.①R2

中国版本图书馆 CIP 数据核字（2020）第 160057 号

人卫智网	www.ipmph.com	医学教育、学术、考试、健康， 购书智慧智能综合服务平台
人卫官网	www.pmph.com	人卫官方资讯发布平台

中医学实训及学习指导
Zhongyixue Shixun ji Xuexi Zhidao

主　　编：王世勋　简亚平
出版发行：人民卫生出版社（中继线 010-59780011）
地　　址：北京市朝阳区潘家园南里 19 号
邮　　编：100021
E - mail：pmph @ pmph.com
购书热线：010-59787592　010-59787584　010-65264830
印　　刷：三河市博文印刷有限公司
经　　销：新华书店
开　　本：787 × 1092　1/16　印张：9
字　　数：230 千字
版　　次：2021 年 2 月第 1 版
印　　次：2021 年 2 月第 1 次印刷
标准书号：ISBN 978-7-117-30394-1
定　　价：23.00 元

打击盗版举报电话：010-59787491　E-mail：WQ @ pmph.com
质量问题联系电话：010-59787234　E-mail：zhiliang @ pmph.com

前　言

　　《中医学实训及学习指导》是国家卫生健康委员会"十三五"规划教材《中医学》（第6版）的配套指导教材，与《中医学》主教材配合使用。其编写以利于学生学习、掌握《中医学》教材为目的，从多角度、多层面加深学生对《中医学》教材的学习、理解，更好地体现学生对《中医学》教材掌握程度的评测。本教材充分考虑高等卫生职业教育的实际，力求深浅适度、简明扼要，着眼于实用。

　　本书分为上、下两篇。上篇是实训指导，下篇是学习指导。上篇包括舌诊、脉诊、中药煎煮法、腧穴定位、毫针刺法、三棱针法、皮肤针法、灸法、拔罐法、刮痧法、基本推拿手法十一项实训项目，每项内容包括实训目的、实训内容及方法、实训作业三部分。下篇按第一章至第十二章的顺序逐章编排学习指导，每章包括内容要点、重点和难点解析、方法指津、测试习题和参考答案四部分。内容要点对每一章的重要知识点进行了归纳阐释；"重点和难点解析"对每章难以理解和容易出错的内容作了进一步解析；"方法指津"介绍了如何理解和学习本章核心理论的方法和思路；"测试习题和参考答案"分为名词解释、填空题、选择题、简答题、论述题五类，其中选择题又分为A1、A2、A3、A4型题，其内容与执业助理医师资格考试要求对接融合，习题后附有参考答案。

　　本书内容简洁实用，既可以作为教师的教学参考用书，又可以作为学生的辅导、自学资料。尤其是习题部分，题型丰富，覆盖知识点广，是强化学习者掌握《中医学》教材主要内容的好形式，对学生加深章节重点难点内容的理解与巩固大有裨益。

　　由于我们学识水平有限，疏漏不足之处恐难避免，诚望使用本教材的师生和读者及时提出宝贵意见，以利再版时进一步修订完善。

王世勋　简亚平

2020年10月

目　录

上篇　实训指导

下篇　学习指导

上篇 实训指导

实训一 舌 诊

【实训目的】

1. 掌握观察舌象的方法、正常舌象与常见病理舌象。
2. 熟悉常见病理舌象所主病证；熟悉观察舌象的方法。
3. 了解舌的形态结构。

【实训内容及方法】

1. 用物准备　舌诊多媒体教学课件、舌诊模型或标准化病人。
2. 操作程序
（1）利用舌诊多媒体教学课件、舌诊模型或标准化病人讲解望舌的方法。
望舌体位：病人姿势应取坐位或仰卧位，检查者体位略高于病人，以便俯视口舌部位。
伸舌姿势：病人面向自然光线，头略上仰，口尽量张大，自然伸舌，舌体放松，舌尖略向下，舌面向两侧展平，充分暴露舌体。
望舌顺序：先看舌质，再看舌苔。先看舌尖，再看舌中、舌边，最后看舌根。
（2）利用舌诊多媒体教学课件、舌诊模型或标准化病人讲解如何望舌质（舌色、舌形、舌态、舌下络脉）和舌苔（苔质、苔色）。
（3）学生分组观察舌诊模型、标准化病人，或互相观察对方舌象。
3. 教学方法
（1）教师利用舌诊多媒体教学课件、舌诊模型或标准化病人进行讲解。
（2）学生分组观察练习。
（3）教师深入小组中现场指导。
（4）实训结束时，指导老师做实训总结。

【实训作业】

1. 简述望舌的方法。
2. 异常舌质和舌苔有哪些？各主什么病证？

（郭文娟）

实训二　脉　诊

【实训目的】

1. 掌握脉诊的正确操作方法、常见病脉的指感特征及临床意义。
2. 熟悉临床常见相兼脉及其主病。
3. 了解脉诊原理。

【实训内容及方法】

1. 用物准备　脉诊多媒体教学课件一套；桌、椅、脉枕（根据学生人数而定，每两人使用一个脉枕）；选择临床典型病例数人。

2. 操作程序

（1）利用多媒体讲解脉诊内容：脉诊体位、定位与布指，举、按、寻、单按与总按。

（2）由学生相互练习正确的切脉方法。

1）体位：受检者坐在诊桌边，手臂自然伸出，在腕关节背部垫脉枕，使手与心脏接近于同一水平，在腕关节背部垫脉枕，手掌向上，使寸口部充分暴露伸展。

2）姿势：受检者侧身坐于切脉者面前，将手臂伸向切脉者。用切脉者用左手切按受检者右手脉，右手切按受检者左手脉。

3）指法练习：①练习定位与布指。②练习单按与总按，比较三部脉的差异。③练习举、按、寻，体会不同指法下的脉象特征。

（3）实训病例：每组选择典型病人1~2名，进行诊察，并进行综合分析，并判断其临床意义。

3. 教学方法

（1）组织全体学生观看脉诊多媒体课件，熟悉脉诊内容。

（2）学生分组，6~8人为一组，在教师指导下，训练正确的切脉指法，同学间相互练习，互相纠正。

（3）每组选择典型病人1~2名，作为观察对象，进行实训。

（4）实训结束时，指导老师做实训总结。

【实训作业】

1. 简述平脉的特征。
2. 切脉时手指如何定位、布指？何谓举、按、寻、单按、总按？

（郭文娟）

2

实训三　中药煎煮法

【实训目的】

1. 掌握中药煎煮的正确方法。
2. 掌握药物的特殊煎法。

【实训内容及方法】

1. 用物准备

（1）器皿：以砂锅、瓦罐、陶瓷类为佳，忌用铁锅。药锅容量大小应与药量相宜。

（2）其他：中药、炉具、过滤器、量杯（500ml）、计时器、药瓶（小号保暖瓶）、搅拌棒、治疗盘、弯盘、纱布、纱布袋。

2. 操作程序

（1）备齐用物。

（2）核对病人姓名及药物。

（3）将药物倒入锅内。

（4）加入清水浸泡30分钟。煎药用水量应根据药物的性质、吸水量、煎煮时间、火候及治疗所需药量来决定。头煎放水以高出药物3~5cm为宜，第二煎以没过药面2~3cm为宜；吸水性强及煎煮时间久的药物宜多放水；芳香易挥发的药品因煎煮时间短，宜少放水；小儿及限制饮水量的病人，煎药时宜少放水。

（5）煎煮时间和火候：①一般药物先用武火煮沸后改用文火；解表药、清热芳香类药用武火，不宜久煎；滋补调理药物先用武火煎沸后，改用文火缓煎，使药味充分煎出；二煎药则用文火缓煎即可。②一般药物头煎30分钟，二煎25分钟；解表、气味芳香的药物头煎20分钟，二煎15分钟左右；矿物类、骨角类、贝壳类、甲壳类及补益药一般武火煮沸后宜文火久煎，第一煎于沸后煮60分钟，第二煎于沸后煮50分钟。

（6）煎好药液用过滤器去渣，装入定制的袋内，密封，加标签注明病人姓名、性别、年龄、病区、床号。

（7）倒掉药渣，清洗药锅，整理用物。

（8）查对签名。

3. 教学方法

（1）组织学生复习中药煎煮法的理论知识。

（2）带领学生认识常见的植物类、贝壳矿物类、芳香类、贵重类、有毒性中药等。

（3）让学生进行中药煎煮法的实际操作练习。

（4）遇到问题应相互讨论、查阅资料，咨询老师。

（5）实训结束后，指导老师做实训总结。

【实训作业】

1. 试述中药煎煮的正确方法。
2. 举例说明中药特殊煎法的种类和注意事项。

（程艳婷）

实训四 腧穴定位

【实训目的】

1. 掌握腧穴的定位方法。
2. 熟练操作 10 个常用腧穴的取穴。

【实训内容及方法】

1. 用物准备　治疗盘、探针、屏风。
2. 操作程序　教师示教腧穴的定位方法和 10 个腧穴的定位方法。

尺泽穴定位：取仰卧或正坐位，掌心朝上，屈肘，找到肱二头肌腱，在其肘横纹桡侧缘凹陷中取穴。

合谷穴定位：取仰卧或正坐位，半握拳，在手背第一、二掌骨之间，当第二掌骨桡侧中点处取穴。

曲池穴定位：取仰卧或正坐位，屈肘呈 90°，在肘横纹桡侧端与肱骨外上髁之间做一连线，连线中点取穴。

地仓穴定位：取仰卧位或正坐仰靠位。从口角往外引一条平行线，瞳孔正中向下引一条垂直线，两线交点处取穴。

犊鼻穴定位：取正坐位，屈膝约 90°，在髌韧带外侧凹陷中取穴。

足三里穴定位：取正坐位，屈膝约呈 90°，从犊鼻穴向下量取 3 寸，从胫骨前嵴向外用中指量取一横指处取穴。

少海穴定位：取仰卧或正坐位，屈肘，在肱骨内上髁与肘横纹尺侧端之间做一连线，连线的中点处取穴。

睛明穴定位：取仰卧或正坐位，闭目，在目内眦内上方 0.1 寸的凹陷中取穴。

曲泽穴定位：取仰卧或正坐位，掌心朝上，微屈肘，找到肱二头肌腱，在其肘横纹尺侧缘凹陷中取穴。

内关穴定位：取仰卧或正坐位，掌心朝上，找到掌长肌腱与桡侧腕屈肌腱，再从腕横纹向上量取 2 寸，在两肌腱之间的凹陷处取穴。

3. 教学方法
（1）教师示教。
（2）学生每 2 人一组，分组练习腧穴定位方法。

（3）教师点评：评价腧穴定位是否准确、取穴姿势是否合理。

【实训作业】

练习 10 个常用腧穴的取穴方法。

（程艳婷）

实训五 毫针刺法

【实训目的】

1. 掌握毫针刺法的操作方法。
2. 掌握体位选择、腧穴定位、针具选择、持针、进针、出针等毫针针刺流程。

【实训内容及方法】

1. 用物准备 治疗盘、毫针盒（内备各种毫针）、无菌持物镊及罐、清洁弯盘、皮肤消毒液、棉签、棉球，必要时备毛毯、屏风等。

2. 操作程序

（1）根据针刺腧穴，选取合理体位。

（2）对腧穴进行定位，先用拇指按压穴位，并询问受术者感觉。

（3）消毒进针部位后，术者消毒手指，按腧穴部位和受术者胖瘦选取合适的毫针，同时检查针柄是否松动、针身和针尖是否弯曲带钩。

（4）根据针刺部位，选择相应进针方法，正确进针。

（5）当刺入一定深度时，施术者感觉手下沉紧，而受术者局部产生酸、麻、胀、重等感觉或向远处传导，即为"得气"。

（6）得气后调节针感，留针。

（7）起针时一手按压针刺周围皮肤处，一手持针柄慢慢捻动将针尖退至皮下，迅速拔出。随即用无菌干棉球轻压针孔片刻，防止出血。检查针数，以防遗漏。

3. 教学方法

（1）教师示教。

（2）学生每2人一组，分组练习毫针刺法。

（3）教师点评：体位选择、腧穴定位、针具选择、持针、进针、出针等操作是否正确，以及毫针刺法的熟练程度。

【实训作业】

1. 单手进针法、双手进针法如何操作？
2. 针刺注意事项有哪些？晕针后如何处置？

（程艳婷）

实训六 三棱针法

【实训目的】

1. 掌握三棱针法的操作方法。
2. 熟练操作三棱针的点刺法、散刺法、刺络法、挑刺法。

【实训内容及方法】

1. 用物准备　消毒三棱针、碘伏、棉签、棉球、无菌持物镊及罐、清洁弯盘、治疗盘,必要时准备毛毯、屏风等。
2. 操作程序
（1）根据施术部位,选择合适体位。
（2）局部皮肤进行消毒,消毒手指。
（3）检查三棱针针尖是否锐利。
（4）应用三棱针进行针刺

1）刺络法:左手拇指、示指、中三指挟紧被刺部位,右手持针,对准所要放血的部位或络脉迅速刺入 3mm 左右,随后迅速退出,以出血为度。出针后不要按闭针孔,让血液流出,并可轻轻挤压穴位,以助排血。随后,以消毒干棉球压住针孔,按压止血。

2）散刺法:右手持三棱针在病变局部的周围进行点刺,根据病变部位大小的不同,可点刺10~20针,由病变外围向中心环形点刺。

3）挑刺法:用左手按压施术部位两侧,或挟起皮肤,使皮肤固定,右手持针迅速刺入皮肤1~2mm,随即将针身倾斜挑破皮肤,使之出少量血或少量黏液。

（5）观察皮肤出血情况,必要时消毒后无菌纱布覆盖包扎。

3. 教学方法
（1）教师示教。
（2）学生每 2 人一组,分组练习三棱针法。
（3）教师点评:叩刺部位、受术者体位选择是否合理,持针姿势是否正确,针刺轻重是否合理以及熟练程度。

【实训作业】

1. 三棱针点刺法如何操作?
2. 简述三棱针法的适应证。

（程艳婷）

实训七　皮肤针法

【实训目的】

1. 掌握皮肤针法的操作方法。
2. 熟练操作皮肤针叩刺。

【实训内容及方法】

1. 用物准备　消毒皮肤针、碘伏、棉签、棉球、无菌持物镊及罐、清洁弯盘,必要时准备毛毯、屏风等。
2. 操作程序
（1）根据叩刺部位,选择合适体位。
（2）对叩刺部位皮肤进行消毒。
（3）检查针具:检查针尖是否平齐无钩,针柄与针尖连接处是否牢固。
（4）手握针柄后端,示指伸直压在针柄中段,针尖对准叩刺部位,使用腕力,将针尖垂直叩刺在皮肤上,并迅速弹起,反复进行,一般为 70~90 次 /min。
（5）叩刺完毕,观察局部皮肤情况,再次进行消毒液消毒。
3. 教学方法
（1）教师示教。
（2）学生每 2 人一组,分组练习皮肤针叩刺。
（3）教师点评:叩刺部位、受术者体位选择是否合理,持针姿势是否正确,叩刺方法、叩刺轻重是否合理。

【实训作业】

1. 皮肤针叩刺如何操作?
2. 简述皮肤针法的适应证。

（程艳婷）

实训八 灸 法

【实训目的】

1. 掌握灸法操作方法。
2. 熟练操作艾炷灸、艾条灸。

【实训内容及方法】

1. 用物准备 治疗盘、艾绒、艾条、凡士林、棉签、姜片、火柴、镊子、清洁弯盘。
2. 操作程序
（1）艾炷灸
1）根据需要制作合适大小的艾炷。
2）根据施术部位选择合适体位。
3）定位：①直接灸。在施术部位涂少量凡士林，将艾炷放置于施术部位，点燃至剩 2/5 左右时，用镊子取出余下的艾炷，更换新的艾炷，一般灸 3~7 壮。②隔姜灸。在施术部位涂少量凡士林，取鲜姜片置于施术部位之上，其上放置艾炷，点燃，施灸 3~7 壮。
4）用镊子取出艾炷、姜片，放置于弯盘中，清洁局部皮肤。
（2）艾条灸
1）温和灸：选择合适体位，准确定位后，点燃艾条，对准施术部位 2~3cm 处进行烤灸，使局部有温热感而无灼痛为宜，一般每处灸 3~5 分钟，使皮肤红润为度。
2）雀啄灸：选择合适体位，准确定位后，点燃艾条，对准施术部位，像鸟雀啄食状，一上一下移动熏灸，一般每处灸 3~5 分钟。
3）回旋灸：选择合适体位，准确定位后，点燃艾条，在施术部位做左右方向的移动，或反复地旋转烤灸。一般可灸 20~30 分钟。
3. 教学方法
（1）教师示教。
（2）学生每 2 人一组，分组练习灸法。
（3）教师点评：艾炷制作是否熟练，大小是否合理，艾炷放置是否准确，艾炷清除时机是否把握得当，艾条灸动作是否熟练。

【实训作业】

简述灸法的操作方法和适应证。

（程艳婷）

实训九　　拔　罐　法

【实训目的】

1. 掌握拔罐法的操作方法。
2. 熟悉拔罐疗法的注意事项。

【实训内容及方法】

1. 用物准备　玻璃罐、抽气罐、毫针、治疗盘、酒精棉球、火柴、纱布或卫生纸等清洁用品，必要时准备毛毯、屏风等。

2. 操作程序

（1）教师示教：罐的吸附方法、拔罐方法和起罐方法，重点为火罐法。

1）教师操作罐的吸附方法：①闪火法。用止血钳夹住 95% 酒精棉球，点燃后伸入罐内，在罐内绕 1~2 周后立即将火退出，同时迅速将罐扣在治疗部位皮肤上。②投火法。将 95% 酒精棉球或纸片点燃后投入罐内，迅速将罐扣在治疗部位皮肤上。③贴棉法。将 95% 酒精棉球（大小适宜，酒精溶液不宜过多）贴在罐内壁，点燃后迅速扣在治疗部位皮肤上。

2）教师操作拔罐方法：①留罐。拔罐后将罐留置 10~15 分钟。②走罐。在罐口或皮肤上涂上适量润滑剂，拔罐后，以手推拉罐体，使之在皮肤上循经往复移动，以皮肤潮红为度。③闪罐。将罐拔上后立即取下，反复操作，以皮肤潮红为度。④留针拔罐。在针刺治疗留针时，以针刺处为中心拔罐。⑤刺血拔罐。为加强刺血法的疗效，刺血后在其相应部位上拔罐。

3）起罐方法：一手拿住罐具，另一手将罐口边缘皮肤按压下，使空气进入罐内，即可取下。

（2）学生每 2 人一组，分组练习拔罐操作方法。

（3）教师点评：评价拔罐操作方法是否正确，各种罐的吸附方法、拔罐方法是否熟练掌握。

3. 教学方法

（1）老师讲授和演示。

（2）将学生合理分组。

（3）教师巡视和点评，组织小组讨论，对学生理解和掌握情况现场评价计分。

【实训作业】

拔罐法适用于哪些病证，需注意哪些事项？

（程艳婷）

实训十　刮　痧　法

【实训目的】

1. 掌握刮痧法的操作方法。
2. 熟悉身体各部位的刮痧顺序和方法。

【实训内容及方法】

1. 用物准备　刮痧板、刮痧油、棉球、治疗盘,必要时准备毛毯、屏风等。
2. 操作程序
（1）教师示教刮痧法的操作方法:选取头部、背部、四肢等部位,对刮痧部位进行适当的清洁,用刮痧板蘸取刮痧油,单方向反复刮动,轻重适度,直至该部位皮肤潮红或出现紫红色斑点、斑块,次序由上至下、由内至外。
（2）学生每2人一组,分组练习拔罐操作方法。
（3）教师点评:评价刮痧疗法操作是否正确,头部、背部、四肢等部位刮痧方法是否掌握。
3. 教学方法
（1）老师讲授和演示。
（2）将学生合理分组。
（3）教师巡视和点评,对学生理解和掌握情况现场评价计分。

【实训作业】

刮痧法适用于哪些病证,需注意哪些事项?

（程艳婷）

实训十一　基本推拿手法

【实训目的】

1. 掌握基本推拿手法的操作方法。
2. 熟悉推拿疗法的适应证和操作过程中的注意事项。

【实训内容及方法】

1. 用物准备　按摩巾、按摩膏（或其他润肤介质）、治疗盘、按摩练习用沙袋，必要时准备毛毯、屏风等。

2. 操作程序

（1）教师示教 10 种基本推拿手法

1）推法：手指、掌或肘着力于体表一定部位上，进行单方向的直线移动，指、掌、肘要紧贴体表，用力要稳，速度要缓慢均匀。

2）拿法：用大拇指与示指、中指两指，或用大拇指与其余四指相对用力在一定部位和穴位上进行有节律性的提捏，腕关节要放松，着力面为螺纹面，力度需由轻渐重再由重渐轻，动作要连绵柔和而有节奏，拿捏时间宜短，次数不宜超过 10 次。

3）按法：用手指、手掌或肘部等部位着力于治疗部位或穴位，用力下按，按而留之，方向要垂直向下，用力要由轻到重、稳而持续，使刺激充分透达组织深部，操作结束时逐渐减轻按压的力量。

4）摩法：用手指指面或者手掌掌面着力于治疗部位或穴位，以腕部连同前臂，做环形的、有节奏的盘旋抚摩活动，肘关节微曲，腕关节放松，着力部位紧贴体表，压力均匀缓慢，频率为 120 次 /min 左右。

5）揉法：用手掌大鱼际、掌根或手指螺纹面着力于治疗部位或穴位，做轻柔缓和的环旋转动，并带动该处的皮下组织，用力要轻柔缓和，动作协调有律，幅度从小到大，带动皮下组织一起运动，频率为 120~160 次 /min。

6）摇法：用一手附于肢体关节近端，另一手握住肢体关节远端，使关节做被动、和缓的环转活动，用力要平稳，摇动幅度要由小渐大，但要在关节生理许可范围内或在病人能够忍受范围内，动作需缓和。

7）㨰法：用第五掌指关节背侧着力于治疗部位，以腕关节的伸屈动作与前臂的旋转运动相结合，使小鱼际和手背在治疗部位作连续不断的往返滚动，肩关节要放松，肘关节自然屈曲 130°~150°，腕关节放松，腕关节伸屈幅度要大，吸定点为小指掌指关节背侧，要贴近体表，不能拖动、辗动或跳动,频率为 120~160 次 /min。

8)搓法:用双手掌面着力于治疗部位,相对用力交替或往返快速搓动,双手用力要对称,搓动要快,移动要慢。

9)捏法:用拇指和示指、中指两指相对,捏提皮肤,双手交替捻动,向前推进。或手握空拳状,用示指中节和拇指指腹相对,捏提皮肤,双手交替捻动,向前推进。

10)抖法:用单手或双手握住患肢远端,稍用力作小幅度、连续、频率较快上下抖动,抖动幅度不宜太大,频率较快,抖动连续、有节奏,频率为 160~180 次 /min。

(2)学生每 2 人一组,分组练习基本推拿手法。

(3)教师点评:评价推拿部位和使用手法是否正确,基本推拿手法操作要领掌握情况。

3. 教学方法

(1)教师以学生为施术对象进行讲授和示教。

(2)准备足够的按摩床或桌椅,将学生合理分组练习。

(3)教师巡视和点评,对学生理解和掌握情况现场评价计分。

【实训作业】

常用的推拿手法有哪些,各适用于什么病证?

(程艳婷)

下篇 学习指导

第一章　绪　论

【内容要点】

1. 概念

（1）整体观念：人体是一个有机整体，构成人体的各个组成部分之间在生理上是相互协调的、在病理上是相互影响的；同时，人体与环境之间也是一个密切相关的整体。这种机体自身的整体性和内外环境统一性的思想，称之为中医学的整体观念。

（2）辨证论治：辨证就是将望、闻、问、切四诊所收集的症状与体征，通过分析、综合，辨清其疾病的病因、性质、部位和邪正之间的关系，从而概括判断为某种证候。论治，就是根据辨证的结果，确定相应的治疗原则和方法。

（3）病：是疾病的简称，是指有特定病因、发病形式、病变机制、发病规律和转归的一种病理的过程。

（4）症：是指疾病所反映出来的孤立的病情。

症：包括症状与体征，是疾病的临床表现，即病人的主观的异常感觉或病态变化。

（5）证：是指证候，是疾病发展过程中某一阶段的病理概括，包括病变的原因、部位、性质、病势、邪正关系等。

（6）同病异治：同一疾病因发病时间、病人机体反应性及疾病发展阶段的不同，可以出现不同的证候，因此治疗方法亦不同。

（7）异病同治：不同的疾病有时在其发展过程中，却可以出现相同的证候，因此，治疗方法可以相同。

2. 恒动观念是指在研究生命、健康和疾病等医学问题时，应持有运动的、变化的、发展的观点，而不可拘泥一成不变的、静止的、僵化的观点。

3. 三因制宜泛指顾护生命的措施，同时考虑具体的时间、地点和个体差异，来选择最适宜的养生、治疗、康复措施。

4. 未病先防就是在疾病未发生之前，采取各种措施来防止疾病的发生。

【重点和难点解析】

1. 病、症、证的区别　病是疾病的简称，是指有特定病因、发病形式、病变机制、发病规律和转归的一种病理的过程。症：包括症状与体征，是疾病的临床表现，即病人的主观的异常感觉或病态变化。"证"是指证候，是疾病发展过程中某一阶段的病理概括，包括病变的原因、部位、性质、病势、邪正关系等。证比症状更全面、更深刻、更正确地揭示了疾病的本质,也比"病"更具体、更贴切,能将症状与疾病联系起来,揭示症状与疾病之间的内在联系。

2. 病与证的关系　在辨证论治中,必须掌握病与证的关系,既要辨病,又要辨证,辨病辨证相结合,而辨证更重于辨病。

3. "同病异治"和"异病同治"　同一种疾病可能分为几种证型,治疗方法不同。不同的疾病可以出现相同的证候,则可采用相同的治疗方法。反映了辨证论治的精神实质。

【方法指津】

1. 整体观念是中医学的一大特色。要从人体自身的整体性和内外环境的统一性两个方面进行理解。自身的整体性要从全身各个部位的生理联系和病理影响两方面来理解;内外环境的统一性要从人与自然环境的相适应、社会环境对人体生理病理的影响两方面来理解。

2. 在理解病、症、证三者的区别时,最好结合病案分析。

【测试习题】

一、名词解释

1. 整体观念
2. 辨证论治
3. 证
4. 同病异治
5. 异病同治

二、填空题

1. 三因制宜包括_____、_____和_____。
2. 同病异治和异病同治反映了_____精神实质。

三、选择题

A1 型题

1. 中医学整体观念的内涵是
    A. 人体是一个有机的整体　　　　　B. 自然界是一个整体
    C. 五脏与六腑是一个有机整体　　　D. 人体是一个有机整体,人与自然相统一
    E. 脏腑肢体官窍联结成一个整体

2. 不同的疾病,在其发展过程中,由于发生了相同的病理变化,出现了具有相同性质的证,因而采用了相同的治疗方法,称为
    A. 治病求本　　　　B. 辨证求因　　　　C. 同病异治
    D. 异病同治　　　　E. 三因制宜

3. 与辨证论治精神实质一致的是
    A. 异病异治　　　　B. 同病同治　　　　C. 整体观念

D. 异病同治 　　　　　E. 对症治疗

A2 型题

4. 李先生,23 岁。感受风寒,症见恶寒发热、流清涕、舌淡苔白,脉浮紧,用解表散寒的麻黄汤治疗两剂后,又出现咽干肿痛、大便干结、声音嘶哑,再加之清热泻火药,两种治疗体现了

A. 阴阳互根　　　　　B. 整体观念　　　　　C. 辨证论治
D. 阴阳消长　　　　　E. 阴阳相互制约

A4 型题

(5~7 题共用题干)

于先生,41 岁。因恶寒发热、咳嗽来诊。诉前晚因贪凉多吹空调,昨天始感咽干咽痛、咳嗽,今起渐感烦热、出汗、微恶寒、咳嗽加剧、咳少量黄痰。舌红,苔薄黄,脉浮数。精神、饮食欠佳。T 38.7℃,P 94 次/min。

5. 如果你来治疗该病人,最应关注病人的

A. 何系统患病　　　　B. 何证型　　　　　C. 何症状
D. 何脏器患病　　　　E. 何时患病

6. 中医诊断该病人为风热感冒,你认为

A. 治法同于风寒感冒　　　　　B. 治法同于气虚感冒
C. 治法同于阳虚感冒　　　　　D. 宜清热解表
E. 感冒治法皆相同

7. 服药 4 天后,病人其他症状改善,咳嗽迁延十多天,到针灸科治疗,针刺手掌部鱼际穴和腕上列缺穴后咳止。关于针刺手掌部穴位治疗咳嗽,以下说法最准确的是

A. 体现了中医学的辨证论治　　　　B. 体现了中医学的整体观念
C. 体现了中医学的辨病论治　　　　D. 治咳嗽最宜用针灸法
E. 治咳嗽必须服药与针灸合用

四、简答题

简述病、证、症的区别。

五、论述题

试论人体是一个有机整体。

【参考答案】

一、名词解释

1. 整体观念:中医学认为,人体是一个有机整体,构成人体的各个组成部分之间在生理上是相互协调的、在病理上是相互影响的;同时,人体与环境之间也是一个密切相关的整体。

2. 辨证论治:辨证就是将望、闻、问、切所收集的症状与体征,通过分析、综合,辨清其疾病的病因、性质、部位和邪正之间的关系,从而概括判断为某种证候。论治,就是根据辨证的结果,确定相应的治疗原则和方法。

3. 证:是指证候,是疾病发展过程中某一阶段的病理概括。

4. 同病异治：同一个疾病由于证候不同，其治疗的原则和方法也不同。

5. 异病同治：不同的疾病出现了相同的证候，就可以采用相同的治疗方法。

二、填空题

1. 因人制宜　因时制宜　因地制宜

2. 辨证论治

三、选择题

1. D　2. D　3. D　4. C　5. B　6. D　7. B

四、简答题

答：病是指有特定病因、发病形式、病机、发病规律、临床表现及转归的一个完整的过程。症：包括症状与体征，是疾病的临床表现，即病人的主观的异常感觉或病态变化。证是指证候，是机体在疾病发展过程中某一阶段的病理概括。

五、论述题

答：中医学认为，人体是由心、肝、脾、肺、肾五脏，胆、小肠、胃、大肠、膀胱、三焦六腑，皮、脉、肉、筋、骨五体以及目、舌、口、鼻、耳、前后二阴诸窍组成的统一整体。这种人体整体的统一性是以五脏为中心，一脏、一腑、一体、一窍构成一个小系统，以五脏为首形成的五小系统组成一个大系统，从而构成了一个极其合理完善的有机整体。各组成部分之间通过经络相互联系，在生理上协调一致，在病理上互相影响。

（丁　斗）

第二章 发 展 简 史

【内容要点】

1. 中医学是中华民族在长期的生产及医疗实践中,通过逐渐积累经验,总结而成的具有独特理论风格和丰富诊疗经验的医学体系,是我国优秀文化遗产的一个重要组成部分。

2. 中医治疗实践与理论发展过程

远古时期——中医学起源(中医药知识是劳动人民在长期的生产、生活、与疾病斗争的实践中产生和发展起来的)。

夏商周至秦汉——中医理论体系形成时期(此时期问世的《黄帝内经》《难经》《伤寒杂病论》和《神农本草经》四大医学典籍可作为中医学理论体系初步形成的标志)。

两晋南北朝至隋唐时期——理论充实与方药学发展时期(中医理论进一步系统化,临床医学日趋分化和成熟)。

两宋金元时期——流派纷呈与学术争鸣时期(宋代政府几次组织医官与医家编制专著;宋代医学分科更加精细,相关著作大量增加;金元时期医学出现了学术争鸣的活跃气氛,其主要代表人物被称作"金元四大家")。

明清时期——医学集成和深化发展阶段(这一时期基础理论和临床各科都有许多成就和发展,以本草学和温病学更为突出;综合性医书大量出现;针灸医家辈出;我国十分重视痘疹的防治,人痘接种法已盛行各地)。

近代中国——中医学受到了前所未有的冲击,但也创立了"中西合参"。

1949 年以后——中医学的发展进入到一个新的历史时期,取得了举世瞩目的成绩。

3. 中医养生、康复实践与理论发展过程

萌芽与奠基——远古到春秋战国时期(原始社会的人们为生存与繁衍所采用的各种自我保护方法,是人类最早的养生康复术)。

形成——先秦至汉晋时期(此时期养生康复与医学日益结合,中医养生康复理论基本形成)。

完善——隋唐时期(中医养生康复进入到一个日趋成熟完善的阶段)。

突破——宋金元时期(此时期百家争鸣,医学流派兴起,丰富了养生康复的内容,也出现了较多的著作专论养生)。

发展——明清时期(中医养生康复更加切合临床实际且扩展到临床各科)。

振兴——现代(随着科学的进步、社会经济的不断发展和人民生活水平的提高,中医养生康复学得到重视。中医养生康复在理论研究上将不断创新、突破,在实践运用上将向"生物 –

心理－社会医学模式"演进,普及于民众、服务于社会)。

4. 师承、管理实践与理论发展过程　传统中医教育在漫长的发展历程中维持着民间教育与官办教育并存的格局。官办教育始于南北朝,完善于盛唐时期,至宋、金、元、明、清各代均有建制。民间教育可细分为师徒传授、家传、私学、自学等多种具体教育模式。中医师承教育是中医文化传承的重要途径。1949 年以后,中医药教育由以传承教育为主发展成为院校教育为主,并逐步完善了中医药教育结构,教育形式与教育层次日益丰富。

【重点和难点解析】

1. 中医学理论体系初步形成的标志

《黄帝内经》是我国现存最早的中医学典籍。

《难经》解释了《黄帝内经》疑难问题并补充了其不足。

《神农本草经》是我国现存最早的药学专著。

《伤寒杂病论》是我国最早的临床医学专著。

2. 有代表性的一些医学专著

晋代王叔和所著的《脉经》,是我国第一部脉学专著。

晋代皇甫谧所著的《针灸甲乙经》,是现存最早的针灸学专著。

隋朝巢元方等编写的《诸病源候论》,是我国现存最早的病因病机证候学专著。

南朝雷敩所撰的《雷公炮炙论》,是我国第一部药物炮制学专著。

唐代官方组织苏敬等撰写的《新修本草》,是我国由政府颁行的第一部药典。

宋代宋慈的《洗冤集录》是世界上最早的法医学著作。

明代李时珍的《本草纲目》集我国明代之前药学成就之大成。

明代隆庆年间宁国府太平县的人痘接种法在世界医学史上开创了免疫学的先河。

孟诜的《食疗本草》是药膳学的第一部专著,推动了饮食养生康复的发展。

宋代陈直编撰、元代邹铉续增的《寿亲养老新书》为我国现存最早的一部老年保健学著作。

3. 金元"四大家"　寒凉派——刘完素,攻下派——张从正,补土派——李东垣,滋阴派——朱震亨。

4. 我国于 2016 年 12 月 25 日通过国家第一部为中医药专属定制的法律《中华人民共和国中医药法》

【方法指津】

1. 理清中医学整体的历史发展脉络,熟悉不同时期中医学的主要医学专著及学术成就,以一些代表性的医家和医著作为突破点来以点带面了解不同历史时代的中医学历史成就概貌。

2. 通过学习中医学发展简史,认识到中医学为中华民族的繁衍昌盛做出了巨大的贡献,至今仍然有效地指导着临床治疗、养生、康复及保健,从而树立正确对待祖国传统医学的科学态度,培养学习中医学的兴趣。

【测试习题】

一、名词解释

1. 金元"四大家"
2. 温病学
3. 五禽戏

二、填空题

1. 秦汉时期,中医理论体系基本形成。该时期的代表性著作主要有四部,后世称"四大经典",它们是_____、_____、_____、_____。
2. 金元四大家中,"攻邪派"的代表是_____,"滋阴派"的代表是_____。
3. 明清时期形成的温病学派中,_____创立了"卫、气、营、血"辨证论治方法,创立了"三焦辨证"法则的是_____。
4. 创立药物"性味"理论的现存最早的著作是_____,我国第一部病因病机证候学专著是_____。
5. 我国现存第一部炮制专著是南朝_____所撰的_____。

三、选择题

A1 型题

1. 奠定了中医学理论基础的古典医籍是
   A.《黄帝内经》 B.《难经》 C.《伤寒杂病论》
   D.《神农本草经》 E.《五十二病方》
2. 建立了较为系统的辨证论治理论体系的古典医籍是
   A.《黄帝内经》 B.《难经》 C.《伤寒杂病论》
   D.《神农本草经》 E.《千金方》
3. 最早由国家政府颁行药典的时代是
   A. 隋朝 B. 唐朝 C. 宋朝
   D. 明朝 E. 清朝
4. 在国内外药学界影响最深远、成就最大的药学著作是
   A.《神农本草经》 B.《雷公炮炙论》 C.《新修本草》
   D.《本草纲目》 E.《本草图经》
5. 金元四大家中,"寒凉派"代表是
   A. 刘完素 B. 张从正 C. 李东垣
   D. 朱震亨 E. 王清任
6. 现存最早的针灸学专著的作者是
   A. 张机 B. 华佗 C. 皇甫谧
   D. 王叔和 E. 陶弘景
7. 率先铸造铜人模型的是

A. 张机　　　　　　　　B. 秦越人　　　　　　　C. 皇甫谧

D. 孙思邈　　　　　　　E. 王惟一

8. 第一部食用药物专著是

A.《神农本草经》　　　　B.《本草经集注》　　　　C.《食疗本草》

D.《新修本草》　　　　　E.《本草纲目》

9. 金元四大家中,"脾胃学派" 的代表是

A. 刘完素　　　　　　　B. 张从正　　　　　　　C. 李东垣

D. 朱震亨　　　　　　　E. 李时珍

10. 温病学说的形成,对发展中医基础理论做出了重大贡献。首创"卫、气、营、血"辨证理论的温病学家是

A. 吴又可　　　　　　　B. 吴鞠通　　　　　　　C. 叶天士

D. 朱震亨　　　　　　　E. 李时珍

11. 温病学说的形成,对发展中医基础理论做出重大贡献。提出"瘟疫"病因为"异气所感" 理论的温病学家是

A. 吴又可　　　　　　　B. 吴鞠通　　　　　　　C. 叶天士

D. 孙思邈　　　　　　　E. 王惟一

12. 第一部由国家颁布的处方规范著作是

A.《太平圣惠方》　　　　　　　　B.《太平惠民和剂局方》

C.《普剂方》　　　　　　　　　　D.《千金要方》

E.《医方集解》

13. 金元四大家中的(　　　)认为"调养脾胃之气,顾护后天之本"是防病抗病、延缓衰老重要原则

A. 朱震亨　　　　　　　B. 张从正　　　　　　　C. 王清任

D. 李东垣　　　　　　　E. 刘完素

14. "春夏养阳,秋冬养阴"的四时顺养原则理论源于

A.《黄帝内经》　　　　　B.《神农本草经》　　　　C.《伤寒论》

D.《道德经》　　　　　　E.《难经》

15. 我国现存最早的一部老年保健学著作是

A.《寿亲养老新书》　　　B.《养性延命录》　　　　C.《修龄要旨》

D.《老老恒言》　　　　　E.《老老余编》

16. 我国发明了预防天花的人痘接种术是在

A. 隋代　　　　　　　　B. 唐代　　　　　　　　C. 宋代

D. 元代　　　　　　　　E. 明代

17. 世界上最早开办管理药事的药局是在我国的

A. 隋代　　　　　　　　B. 唐代　　　　　　　　C. 宋代

D. 明代　　　　　　　　E. 清代

18. 我国医学教育最早兴起于

A. 隋代　　　　　　　　B. 唐代　　　　　　　　C. 南北朝

D. 宋代　　　　　　　　E. 明清

四、简答题

1. 简介标志着中医理论形成的四本医学专著。
2. 人痘接种术的科学价值有哪些?

五、论述题

1. 简述"金元四大家"在中医学发展中的学术贡献。
2.《伤寒杂病论》在医学史上产生哪些影响?

【参考答案】

一、名词解释

1. 金元"四大家":是指对刘完素、张从正、李东垣、朱震亨四位著名医家的尊称。他们分别是"寒凉派"、"攻下派"(也称攻邪派)、"补土派"(也称脾胃派)、"滋阴派"的代表。

2. 温病学:是研究温病的发生、发展规律及其诊治和预防方法的一门临床学科,是一门基础理论和临床实践紧密结合的学科。也就是认识和防治温病的学说。

3. 五禽戏:是东汉医家华佗利用古代导引的知识与经验,选择模仿虎、鹿、熊、猴、鸟等五种动物的动作特点,使头、身、腰、腹、四肢达到全面的运动锻炼,是现在已知我国较早具有完整套数的医疗保健体操。

二、填空题

1.《黄帝内经》《难经》《神农本草经》《伤寒杂病论》
2. 张从正　朱震亨
3. 叶天士　吴鞠通
4.《神农本草经》《诸病源候论》
5. 雷敩　《雷公炮炙论》

三、选择题

1. A　2. C　3. B　4. D　5. A　6. C　7. E　8. C　9. C　10. C　11. A　12. B　13. D　14. A　15. A　16. E　17. C　18. C

四、简答题

1. 答:《黄帝内经》是我国现存最早的一部医学典籍,是中医学发展的基础和理论源泉。《难经》补充了《黄帝内经》的不足,这些对后世医学理论的发展有着较为深远的影响。《神农本草经》是我国中药学现存最早的一部专书,为中药学的全面发展奠定了理论基础。《伤寒杂病论》创造性地提出了包括理、法、方、药等较为系统的辨证论治规范,确立了临床诊治的基本原则和大法,对后世临床辨证论治产生了极为深远的影响。

2. 答:人痘接种法是预防天花的一种重要的免疫疗法。张璐和吴谦叙述的人痘接种法较为流行,主要有四种形式:痘衣法、痘浆法、旱苗法、水苗法。后两种接种法,由于所采用的痘苗是天花病人痊愈期的痘痂,其天花病毒的毒力已减弱,接种后多能产生天花反应,达到获得免疫力的预期目的,成为预防天花的有效措施。人痘接种法不仅在我国广泛应用,还先后传往亚、欧各国。

人痘接种法的发明,是我国古代在传染病研究方面取得的又一项重大成果,也是我国医学对世界医药卫生事业做出的重大贡献,足以成为世界免疫学的先驱。它是英国医生琴纳在1796年发明牛痘接种法之前预防天花的主要方法。

五、论述题

1. 答:刘完素著有《素问玄机原病式》《素问病机气宜保命集》等,提出百病多因火热为病,认为六气皆从"火化",治疗上主张用药多取寒凉,故后世称他为"寒凉派"。张从正著有《儒门事亲》,他认为凡病皆因"病邪"为致病因素,一经致病,即当祛邪外出,邪去则正安,因此在用药上主张以祛邪为主,反对滥用补法,临证善用汗、吐、下三法,故世称"攻下派"。李东垣著有《内外伤辨惑论》《脾胃论》等,提出"内伤脾胃,百病由生",治疗用药以补脾胃为主,被誉为"补土派"。朱震亨著有《格致余论》《局方发挥》《丹溪心法》等,倡导"相火论",有"阳常有余,阴常不足"的医学观点,治疗以养阴清热为主,后世称之为"滋阴派"。

2. 答:

(1)为后世推崇:《伤寒杂病论》是我国医学史上继《黄帝内经》后影响较大的第一部临床医学著作,为外感疾病和临床各科提出了辨证纲领和治疗方法。

(2)造就历代医家:历代有成就的医学家,如孙思邈、钱乙、庞安时、朱肱、成无己、刘完素、张子和,清代的温病四大家,无一不是对《伤寒杂病论》有深刻研究。

(3)影响远播国外:唐宋以来,此书的影响远及国外,直到今天,日本还有不少医家专门研究《伤寒杂病论》,运用中完全遵守原方,还把某些方剂制成成药,广泛应用临床。

(4)为温病学的形成奠定基础,很多方剂为温病学袭用。①提出温病的总纲"太阳病发热而渴,不恶寒者为温病"。②六经辨证和脏腑辨证给温病卫气营血辨证和三焦辨证奠定了基础。

（简亚平）

第三章　主 要 学 说

【内容要点】

1. 概念

（1）气：是构成宇宙万物的最基本元素，是世界的本原。是人体内活力很强的、运行不息的、构成人体和维持人体生命活动的极精微的物质。

（2）气机：气的运动。

（3）气化：气的运动及其伴随发生的变化过程。

（4）阴阳：是对自然界中相互关联的事物或现象对立双方属性的概括。

（5）五行：指木、火、土、金、水五种物质及其运动变化。

（6）五行相生：指木、火、土、金、水之间的依序滋生、促进、助长的关系，其次序是：木生火，火生土，土生金，金生水，水生木。

（7）五行相克：指木、火、土、金、水之间存在着有序的递相克制、制约的关系，其次序是：木克土，土克水，水克火，火克金，金克木。

（8）五行制化：指五行之间既相互化生，又相互制约，以维持平衡协调的关系。

（9）五行相乘：指五行中某一行对其所胜一行的过度克制，其次序与相克相同，即木乘土，土乘水，水乘火，火乘金，金乘木。

（10）五行相侮：指五行中某一行对其所不胜一行的反向克制，即反克，又称"反侮"，其次序是：木侮金，金侮火，火侮水，水侮土，土侮木。

（11）母子相及：包括母病及子和子病及母，都属于相生关系的异常。

（12）精：又称精气，是气之精华。是指存在于宇宙中气的极精微物质。中医学的精，是指有形的精微物质，是构成人体和维持人体生命活动的最基本精微物质。

（13）血：是循行于脉中富有营养的红色液态物质。

（14）津液：是人体内一切正常水液的总称，包括各脏腑组织器官内的液体及其正常的分泌物。

（15）元气：又称"原气""真气"，是人体最根本、最重要的气，是人体生命活动的原动力。

（16）宗气：是积于胸中之气，是以肺吸入的自然界清气与脾胃运化的水谷精气为主要组成部分，相互结合而成。

（17）营气：是行于脉中且富有营养作用之气，又称为"荣气"。

（18）卫气：是行于脉外且具有保卫作用的气。

（19）津血同源：津液和血都来源于饮食的精气，均有滋润和濡养作用，并能相互滋生、相互作用，故曰"津血同源"。

（20）藏象：是指藏于体内的内脏及其表现于外的生理病理现象和与之相关的自然界应象。

（21）神：广义之神，是指人体生命活动的外在表现；狭义之神，是指人的精神、意识、思维活动。

（22）肺朝百脉：是指全身的血液都通过血脉聚会于肺，通过肺的呼吸，吸进自然界的清气，呼出浊气，进行清浊之气的交换，然后将富含清气的血液通过百脉输送到全身。

（23）心为五脏六腑之大主：是指心为君主之官，藏神，主宰人体整个生命活动。

（24）奇恒之腑：奇，异；恒，常。即不同于六腑的腑。包括脑、髓、骨、脉、胆、女子胞。它们形体中空似腑，功能主藏精气似脏，似腑而非腑，似脏而非脏，故称为奇恒之腑。

（25）三焦：有两个概念，一是指六腑之一，具有通行元气、运行水液的作用，二是指上焦、中焦、下焦三个部位，上焦包括心与肺，中焦包括脾、胃、肝、胆，下焦包括小肠、大肠、肾、膀胱、女子胞、精室。

（26）情志：是指人的精神意识对外界事物的反应，包括喜、怒、忧、思、悲、恐、惊等七种情志活动，简称七情。

（27）体质：又称禀赋、禀质、气禀、形质、气质等，即人体的质量。是指人体在先天遗传和后天获得的基础上所形成的形体和功能相对稳定的固有特性。包括在生长、发育过程中所形成的与自然、社会环境相适应的人体形态结构、生理功能和心理因素综合相对稳定的固有特征。

（28）运气：是五运六气的简称。运气学说的内容主要包括“五运”“六气”。

（29）五运：是指木、火、土、金、水五行之气在天地阴阳中的运行和变化，也是木运、火运、土运、金运、水运的简称。

（30）六气：是指风、寒、暑、湿、燥、火六种不同的气候变化，是由阴阳五行四时节气的变化而产生的。

（31）天干：是甲、乙、丙、丁、戊、己、庚、辛、壬、癸，又称十天干。

（32）地支：是子、丑、寅、卯、辰、巳、午、未、申、酉、戌、亥，又称十二地支。

（33）甲子：是十天干与十二地支的配合运用。

（34）岁运：是反映全年的气候特征、物化特征及发病规律，它是统管一年的五运之气，也称中运、大运。

（35）主运：是指五运之气分主于一年各个季节的岁气。

（36）客运：是主时之运，是与主运相对的。

（37）主气：是指六气分别主于二十四节气，显示一年季节的变化，也称为地气。

（38）客气：是指在天的三阴三阳之气，运动不息，犹如客来客往。

（39）运气同化：是五运与六气在遇到彼此性质相同的情况下会产生同一性质的变化。

2. 气的功能　推动作用、温煦作用、防御作用、固摄作用、气化作用、营养作用。

3. 精的功能　繁衍生殖、生长发育、生髓化血、滋润和濡养脏腑。

4. 血的功能　营养和滋润功能、神志活动的物质基础。

5. 津液的功能　滋润和濡养作用、化生血液、调节人体的阴阳平衡、排泄代谢产物。

6. 气一元论的基本内容

（1）气是构成万物的本原：气是物质性的实体，是构成世界万物的本原，是构成宇宙的本始物质，是构成自然万物的最基本元素。气也是生命的本原，是构成生命的基本物质。是构成人体和维持人体生命活动的最基本物质。

（2）运动是气的根本属性：气是具有动态功能的客观实体，气始终处于运动变化之中，以运动变化作为自己存在的条件或形式。

（3）气是万物之间的中介：气贯通于天地万物之中，未聚之气稀微而无形体，可以和一切有形无形之气相互作用和相互转化，成为天地万物之间的中介，把天地万物联系成为一个有机整体。

7. 气一元论在中医学中的应用

（1）说明脏腑的生理功能：中医学的气，由于气包含着不同的物质形态，其生成、分布、功能等因之各异，具有多样性，而命名为多种名称。

（2）说明人体的病理变化：气之为病，主要是气机升降出入失调，诸如气逆、气陷、气虚、气滞、气闭、气脱等。一切疾病的发生发展都与气的生成和运行失常有关。

（3）指导诊断和治疗：审察五脏之病形，可知正气之虚实。治疗的目的旨在调其气机、令其和平。

（4）判断疾病的预后：从形气关系来判断疾病的轻重预后。

8. 阴阳学说的基本内容　阴阳之间存在相互交感、对立制约、互根互用、消长平衡及相互转化的关系，这些关系是从不同的角度来说明阴阳之间的相互关系及其运动规律的，它们之间不是孤立的而是互相联系的。阴阳相互交感是阴阳最基本的前提，阴阳对立的两个侧面，必须以对方之存在为自己存在的前提，对立面的消长运动是绝对的，对立面的平衡则是相对的。阴阳的消长运动在一定的条件下可以产生质的飞跃，从而导致阴阳的转化。

9. 阴阳学说在中医学中的应用

（1）说明人体的组织结构：可以根据人体的脏腑、经络等组织结构所在的上下、内外、表里、前后等各相对部位、相对的功能活动的特点来划分其阴阳属性。

（2）说明人体的生理功能：人体正常的生理活动，是阴阳两个方面保持着对立统一的协调关系的结果。若阴阳失去平衡，出现偏盛偏衰则为病理状态，而一旦阴阳不能相互依附、相互为用而分离，其生命活动也就因此而告终。

（3）说明人体的病理变化：用阴阳的消长失调来说明正邪之间的斗争。

阴阳偏盛：阳邪致病→为阳盛伤阴的实热证。

阴邪致病→为阴盛伤阳的实寒证。

阴阳偏衰：阳虚不能制阴→为阳虚阴盛的虚寒证。

阴虚不能制阳→为阴虚阳盛的虚热证。

阴阳互损：阴损及阳致阴阳两虚，阳损及阴致阴阳两虚。

阴阳转化：在一定条件下，阳证与阴证相互转化。

（4）用于疾病的诊断：由于疾病发生、发展、变化的内在原因是阴阳失调，所以任何疾病的四诊和辨证都可用阴阳来加以概括说明。

（5）用于疾病的治疗：①归纳药物的性能。用阴阳来归纳药性、分析五味等。②确定治疗原则。虚则补之，如"壮水之主，以制阳光""益火之源，以消阴翳"；实则泻之，如"热者寒之"，"寒者热之"。

10. 五行的特性　水曰润下，火曰炎上，木曰曲直，金曰从革，土曰稼穑。

11. 五行学说在中医学中的应用

（1）说明五脏的生理功能特点及其相互关系：五行学说将人体的内脏分别归属于五行，以五行的特性来说明五脏的生理功能，用五行生克制化理论来说明脏腑功能的内在联系。

（2）说明五脏病变的相互影响：五脏在病理上相互影响，其传变规律可分为相生关系的传变：包括"母病及子"和"子病及母"两个方面；还有相克关系的传变：包括"相乘"和"相侮"两个方面。

（3）用于疾病的诊断和治疗：①诊断疾病。五行学说以五色、五味、脉象等事物属性的五行归类和生克乘侮规律确定五脏病变的部位。②指导脏腑用药。根据药物的五色、五味与五脏的联系，运用药物治疗脏腑病变。③控制疾病传变。根据五行的生克乘侮规律，来调整其太过和不及，其太过者，泻之；不及者，补之，以防止其进一步传变。④确定治则治法。根据五行学说中相生和相克关系确定治则和治法。

12. 五脏六腑的总体功能及特点　五脏多为实体性器官，其生理功能是化生和贮藏精气，生理特性为"藏而不泻""满而不实"。六腑多为空腔性器官，其生理功能是受盛和传化水谷，生理特性为"泻而不藏""实而不满"。

13. 五脏六腑各自的功能

五脏各自的生理功能：心：主血脉和主神志；肺：主气、司呼吸，主宣发肃降，通调水道，朝百脉、主治节。脾：主运化、主升清和统血。肝：主疏泄和藏血。肾：藏精，主生殖和生长发育，主骨生髓，主水，主纳气。

六腑各自的生理功能：胆：贮藏、排泄胆汁和主决断。胃：受纳与腐熟水谷，主通降。小肠：受盛化物，泌别清浊。大肠：主传导、燥化糟粕。膀胱：贮尿和排尿。三焦：通行元气，运行水液。

14. 五脏与形、窍、志、液的关系　心在体合脉，其华在面，开窍于舌，在志为喜，在液为汗。肺在体合皮，其华在毛，开窍于鼻，喉为肺之门户，在志为悲，在液为涕。脾在体合肌肉，主四肢，开窍于口，其华在唇，在志为思，在液为涎。肝在体合筋，其华在爪，开窍于目，在志为怒，在液为泪。肾在体合骨，主骨生髓，其华在发，开窍于耳及二阴，在志为恐，在液为唾。

15. 五脏之间的关系　心与肺的关系，主要表现在气和血相互依存、相互为用的关系。心与脾之间的生理关系，主要表现在血液的生成和运行两个方面。心与肝之间的生理关系，主要表现在血液和精神情志方面。心与肾之间的生理关系，主要表现在水火既济、精血互化、精神互用三个方面。脾与肺的生理关系，主要表现在气的生成和水液代谢两个方面。肺与肝之间的生理关系，主要表现在气机升降和气血运行方面。肺与肾之间的生理关系，主要表现在水液代谢、呼吸运动和阴液相互滋生方面。肝与脾之间的生理关系，主要表现在疏泄与运化的相互为用、藏血与统血的相互协调方面。肝与肾之间的生理关系，主要表现在精血互化和精血藏泄互用方面。脾与肾之间的生理关系，主要表现在先天和后天相互促进及水液代谢方面。

16. 情志疗法的原则　因人制宜，形神兼顾。

17. 情志治疗的方法　言语开导法、清心静神法、移情易性法、情志相胜法。

18. 体质的特点

（1）儿童体质特点：脏腑娇嫩、形气未充。

（2）成年体质特点：阴气自半，起居衰退。

（3）老年体质特点：脏腑衰惫，气血精神虚弱。

（4）妇女体质特点：气盛血虚。

19. 运气的基本内容　包括干支甲子、五运、六气和运气同化。

20. 运气学说在中医学中的运用

（1）主运主气与发病规律：主运可以推测每年气候变化，主气可以推测每个季节气候变化，主运主气所主的时令季节气候变化规律与人体五脏六腑关系及疾病发生等规律大体相同。

（2）岁运太过不及与发病规律：岁运太过皆是阳干之年，这时气候变化规律是本运之气偏胜,易引发与之相通应的脏发病或是易引发与之相应的所胜之脏受制而病。岁运不及皆是阴干之年,这时的气候变化规律是五运之气衰少,易导致岁运相应之脏发病,也易导致其所不胜之脏发病,还会引发因复气偏胜而产生相应的病症。

（3）客运客气与发病规律:客运可以反映各个年度不同的五季的气候变化规律,从而得知气候对人体的影响。客气可以从司天之气和在泉之气推测各年气候变化,从而得知气候对人体的影响及疾病流行情况。

（4）运气学说与辨证论治:五运六气变化之极不外乎太过、不及,生化克制的规律无论是五运六气还是五脏六腑都是一样的,故而,在辨证论治可运用五运六气。

【重点和难点解析】

1. 气是构成万物的本原　宇宙万物是有形或无形而存在的东西,中国古代哲学称之为气,通常是指一种极细微的物质。中医学从气是宇宙的本原,是构成天地万物的要素这一基本观点出发,认为气也是生命的本原,是构成人体和维持人体生命活动的最基本物质。精,指气之精华,也指人体内一切有用的精微物质。

2. 中医学中的气　由于气包含着不同的物质形态,其生成、分布、功能等因之各异,具有多样性,而命名为多种名称。其一,自然之气,如天地之气、阴阳之气、五行之气、四时之气等;其二,人体之气,如元气、精气、神气、宗气、营气、卫气、正气、五脏六腑之气、经络之气等;其三,病邪之气,如六淫之气、疠气、恶气、毒气等;其四,食药之气,如寒、热、温、凉四气等。

3. 事物的阴阳属性　一般地说,凡是运动的、外向的、上升的、温热的、无形的、明亮的、兴奋的、刚强的、功能亢进的都属于阳;相对静止的、内守的、下降的、寒冷的、有形的、晦黯的、抑制的、柔弱的、功能减退的都是属于阴。

4. 事物的阴阳属性　具有普遍性和相对性。

5. 阴阳学说　说明人体的病理变化

（1）阴阳偏胜:是指阴或阳任何一方高于正常水平的病理状态。"阴胜则阳病,阳胜则阴病。阳胜则热,阴胜则寒"。

（2）阴阳偏衰:是指阴或阳的某一方低于正常水平的病理状态。"阳虚则外寒,阴虚则内热"。

（3）阴阳互损:阴阳之间互根互用,故阴阳偏衰到一定程度时,就会出现阴损及阳,阳损及阴的情况。

（4）阴阳转化:在一定的条件下即"重""极""甚",阳证可以转化为阴证,阴证可以转化为阳证。

6. 事物的五行属性归类　五行学说采用取象比类法和推演络绎法将自然界各种事物和现象,以及人体的脏腑组织、器官、生理、病理现象自然界万物最终归纳成五大类。

7. 相乘与相侮的联系与区别　相乘和相侮均为五行之间的异常相克现象,其区别是:相乘是按五行之间相克的次序出现的;相侮则是按五行相克的反次序而出现的。两者之间的联系是:当五行中任何一行"太过"或"不及"时,可同时出现相乘和相侮。

8. 五行学说指导确定治则治法　运用母子相生规律来治疗疾病,其基本治疗原则是"补母"与"泻子":①实则泻其子。主要适用于母子关系的实证。②虚则补其母。主要适用于母子关系的虚证。运用五行相克规律来治疗疾病,其基本治疗原则是"抑强"与"扶弱"。

9. 津与液的异同　津与液虽同属水液,同源于饮食水谷,在代谢过程中又相互为用,相互转化,在病理上又相互影响,故常津液并称。但在性状、功能及分布等方面又有区别。一般而言,津质地清稀,流动性大,主要布散于体表皮肤、肌肉孔窍,并渗注于血脉,起滋润作用。液质地稠厚,流动性小,灌注于骨节、脏腑、脑髓等组织,起濡养作用。

10. 气机与气化的区别　气机是指气的运动,升降出入是其基本运动方式。气的升降出入运动必须通过脏腑经络等组织器官的生理活动表现出来。气化是指气的运动而产生的变化,具体地说,是指精、气、血、津液各自的新陈代谢及其相互转化。气机与气化既有区别又有联系,气机即气的运动,在其运动过程中产生气化,使物质发生各种转化;气化作用又必须通过脏腑的气机的变化过程表现出来。

11. 津液的生成和输布、排泄　津液的生成源于饮食水谷,经胃的受纳、腐熟,精微部分下传小肠,经小肠泌别清浊,吸收其中有营养的水谷精微,向上输送到脾,糟粕部分下传大肠,大肠吸收糟粕中残余水分,形成粪便,从肛门排出。津液的输布主要由脾、肺、肾和三焦完成。脾将胃肠输送的津液上输于肺,肺通过宣发肃降功能,经三焦通道,把津液输布全身,外达皮毛,内注脏腑,以濡润营养各组织器官、四肢百骸。代谢废物下归于膀胱,经肾脏的气化作用,再将代谢废物中有营养作用的部分上输到肺,输布全身,将代谢中无营养作用的部分从膀胱以尿、从汗孔以汗的方式排出体外,维持人体体液的相对平衡。

12. 气与血的关系　气对血的关系,可以概括为"气为血之帅",包括三方面:气能生血,气能行血,气能摄血。

气能生血,一是指气化是血液生成的动力,从摄入的饮食转化成水谷精微,从水谷精微转化成营气和津液,从营气和津液转化成赤色的血;二是指气为化生血液的原料,主要指营气。所以气旺则血充,气虚则血少。

气能行血,指气的推动作用是血液循行的动力。气一方面可以直接推动血行,如宗气。另一方面也可促进脏腑的功能活动,通过脏腑的功能活动推动血液运行。气之正常运动,对保证血液的运行有着重要意义。

气能摄血,气对血的统摄作用,使其正常循环于脉管之中而不逸于脉外。

血对气的关系,可以概括为"血为气之母",包括两个内容:血能生气,气存血中,血不断地为气的生成和功能活动提供水谷精微。血能载气,气存血中,赖血之运载而达全身。

13. 中医脏腑与西医脏器的区别　藏象学说中的脏腑不单纯是一个解剖学的概念,更重要的是一个生理学和病理学的概念。藏象学说中的一个脏腑的生理功能,可能包含着西医几个脏器的生理功能;而西医一个脏器的生理功能,也可能分散在藏象学说的几个脏腑的生理功能之中。

14. 肝之疏泄　疏泄功能体现在以下几个方面:一是调畅全身气机;二是协调气血运行;三是调节情志;四是促进消化吸收;五是调理冲任二脉,维持生殖功能正常。

15. 脾统血与肝藏血　脾主统血是指脾气有统摄血液在脉管中运行而不溢出脉外的功能。肝藏血是指肝具有贮藏血液和调节血量的功能。

16. 心肾相交与心肾不交　心火下降于肾,扶助肾阳,使肾水不寒;肾水上济于心,与心阴共同抑制心阳,使心火不亢。心肾阴阳升降的动态平衡,维持着心肾功能的协调,这种关系称为"水火既济"或"心肾相交"。若心火不能下降于肾而独亢于上,肾水不能上济于心而凝聚于下,心肾之间的生理功能就会失去协调平衡,而出现一系列的病理表现,即称为"心肾不交",或"水火未济"。

17. 肺主呼气与肾主纳气　肺司呼吸,肾主纳气,肾的摄纳有助于肺呼吸的深度,故有"肺为气之主,肾为气之根"之说。若肾气亏虚,摄纳失司,或肺气虚日久,久病及肾,可致肾虚纳气失常,出现呼吸浅表、呼多吸少、动则气喘等症。

18. 先天之本与后天之本　肾藏精,主生长、发育与生殖,为先天之本。脾主运行水谷精微,为后天之本。脾的运化功能有赖肾阳的温煦,肾中精气有赖脾所运化的水谷精微的培育和充养。脾与肾之间存在着"先天温养后天,后天滋养先天"关系。

19. 肺、脾、肾与水液代谢　肺主宣发肃降,通过宣发向上向外输布水谷精微和津液,通过肃降向下向内输布精微和津液,故有"肺主行水""肺为水之上源"之说。脾主运化,输布水液,防止水液在体内停滞的作用。脾失健运,水液就会潴留于体内,产生痰饮等,故有"脾为生痰之源,肺为贮痰之器"之说。肾主水,通过气化作用调节全身水液代谢平衡,故称"肾为水脏"。

20. 心、肺、肝、脾与血液的运行　心主血脉,能够推动血液在脉管中运行,以营养全身;肺朝百脉,全身血液都要流至肺,通过肺进行新陈代谢,肺气助心行血;肝气疏泄,调畅气机,气行则血行,肝主藏血,具有贮藏血液和调节血量之功;脾主统血,具有控制血液在脉管中运行而防止溢出脉外的作用。心、肺、肝、脾四脏共同协作配合,完成了人体的血液运行。

21. 情志喜、怒、忧、思、悲、恐、惊,是人的精神意识对外界事物的反应。作为病因是指这些活动过于强烈、持久或失调,引起脏腑气血功能失调而致病。

22. 干支若从阴阳属性来划分,天干属于阳,地支属于阴。天干地支排列中奇数的为阳,偶数的为阴,即天干中甲、丙、戊、庚、壬为阳;乙、丁、己、辛、癸为阴;地支中子、寅、辰、午、申、戌为阳;丑、卯、巳、未、酉、亥为阴。

23. 甲子按照干支原有的顺序依次组合相配,五阳干与六阳支相配,五阴干与六阴支相配,即天干中甲、丙、戊、庚、壬与地支中子、寅、辰、午、申、戌相配;天干中乙、丁、己、辛、癸与地支中丑、卯、巳、未、酉、亥相配,最终就形成六十个干支组合,也就是一个甲子。

24. 运气学说在中医学中的运用把阴阳五行、人体脏腑发病及主运主气、岁运太过不及、客运客气的规律结合起来,推测各个年度、每个季节气候变化对人体的影响及疾病流行情况。

【方法指津】

1. 正确认识中医学与哲学的关系。哲学是人们对于整个世界(自然、社会和思维)的根本观点和体系,即研究世界观的学问,是对自然知识和社会知识的概括和总结。科学是自然、社会和思维的知识体系。科学离不开理论思维,离不开世界观的指导。哲学和科学之间存在着相互依赖、相互影响的密切关系。

2. 系统掌握中医学的哲学基础。中医学属于中国古代自然科学的范畴,以中国古代朴素的唯物论和自发的辩证法思想即气一元论、阴阳学说和五行学说为哲学基础,来构建理论体系,并使之成为中医学理论体系的重要组成部分。

3. 深入理解中医哲学理论之间的关系。气一元论,是中国古代哲学范畴系统中一个最重要的最基本的范畴,为中国古人认识世界的自然观。阴阳学说是在元气论基础上建立起来的,是中国古代关于对立统一规律的认识,气是阴阳对立的统一体,物质世界在阴阳二气的相互作用下,不断地运动变化。

4. 灵活运用中医学的哲学理论。中医学按照气—阴阳—五行的逻辑系统,在探索人体生命运动规律的同时,把古代先进的哲学理论和中医学理论融为一个不可分割的整体,属于自然哲学形态。

【测试习题】

一、名词解释

1. 阴阳
2. 五行
3. 五行相生
4. 壮水之主,以制阳光
5. 藏象
6. 精血同源
7. 肺为华盖
8. 肺为娇脏
9. 肺为水之上源
10. 神
11. 心肾相交
12. 水谷之海
13. 脾主升
14. 七情
15. 五运
16. 六气
17. 主运
18. 客气

二、填空题

1. 《黄帝内经》在阴阳偏盛说明人体的病理变化中有"阳胜则_____,阴胜则_____。"

2. 调整阴阳的根本原则是_____和_____。

3. 四肢外侧为_____,内侧为_____;六腑为_____,五脏为_____。气血而言,气属_____,血属_____。五味中辛、甘、淡味属_____;味酸、苦、咸者属_____。

4. "重阴必阳,重阳必阴"说明阴阳之间在一定条件下可以_____。

5. 水曰_____,火曰_____,木曰曲直,金曰从革,土曰_____。

6. 相乘,是指五行中某一行对其所胜一行的_____克制;相侮,是指五行中某一行对其所不胜一行的_____克制。

7. 相生关系的传变,包括_____和_____两个方面。

8. 实则泻其子主要适用于_____,虚则补其母主要适用于_____。

9. 三焦的主要生理功能是:一是_____;二为_____。

10. 根据五脏主五华的理论,_____可致爪甲不荣。

11. 肾精化生血,主要是通过_____和_____的作用实现的。

12. 小肠的主要生理功能是_____和_____。

13. 肺主治节,指肺有治理调节_____、_____、_____和_____的生理功能。

14. 脾的运化功能包括＿＿＿＿和＿＿＿＿两个方面。

15. "肝藏血,心行之,人动则＿＿＿＿,人静则＿＿＿＿。"

16. 胆汁的化生和排泄,由肝的＿＿＿＿功能控制和调节,胆的主要生理功能是＿＿＿＿和＿＿＿＿。

17. 脑为＿＿＿＿之府;头为＿＿＿＿之府。

18. 心和脾的关系,实际上是＿＿＿＿与＿＿＿＿的关系。

19. 脾不健运,水液代谢障碍,出现喘咳痰多等,故说"脾为＿＿＿＿之源,肺为＿＿＿＿之器"。

20. 肺主呼气,肾主纳气,肾气充盛,吸入之气方能经肺肃降下纳于肾,故有"肺为＿＿＿＿,肾为＿＿＿＿"之说。

21. 七情致气机逆乱主要表现为"怒则气＿＿＿＿;喜则气＿＿＿＿;悲则气＿＿＿＿;恐则气＿＿＿＿;惊则气＿＿＿＿;思则气＿＿＿＿"。

22. 五运包括岁运、＿＿＿＿和＿＿＿＿。

23. 主上半年(即大寒至小暑)的气候变化的是＿＿＿＿,主下半年(即大暑至小寒)的气候变化的是＿＿＿＿。

24. 天干配＿＿＿＿,地支配＿＿＿＿。

25. 六气分为＿＿＿＿、＿＿＿＿、＿＿＿＿三个类型。

三、选择题

A1 型题

1. 古代哲学认为,宇宙的构成本原是
   A. 水　　　B. 天　　　C. 地
   D. 风　　　E. 气

2. 气的根本属性是
   A. 上升　　B. 下降　　C. 外出
   D. 运动　　E. 静止

3. 天、地、万物之间相互作用的中介是
   A. 气　　　B. 气机　　C. 气化
   D. 彼此感应　E. 神

4. 阴阳的属性是
   A. 绝对的　B. 不变的　C. 相对的
   D. 量变的　E. 质变的

5. 阴阳相互制约的条件是
   A. 阴阳互根　B. 阴阳互用　C. 阴阳对立
   D. 阴阳交感　E. 以上都不是

6. 阴阳的相互转化是
   A. 绝对的　B. 有条件的　C. 偶然的
   D. 必然的　E. 量变的

7. 一昼夜中属于阴中之阳的时间是
   A. 上午　　B. 下午　　C. 中午

D. 前半夜   E. 后半夜

8. 下列哪项不属于五行之"金"
    A. 肺   B. 大肠   C. 皮毛
    D. 恐   E. 鼻

9. 脾病传肾是属于
    A. 相克   B. 相侮   C. 母病及子
    D. 相乘   E. 子病及母

10. 下列属于母子关系的是
    A. 土和金   B. 火和金   C. 水和火
    D. 土和木   E. 木和金

11. 五味中属于阳的是
    A. 酸   B. 苦   C. 咸
    D. 辛   E. 涩

12. 以下属于阴的功能的是
    A. 推动   B. 温煦   C. 滋润
    D. 兴奋   E. 升散

13. 五行学说中"土"的特性是
    A. 炎上   B. 稼穑   C. 润下
    D. 从革   E. 曲直

14. "无阳则阴无以生,无阴则阳无以化"所描述的阴阳关系是
    A. 对立制约   B. 相互转化   C. 互根互用
    D. 消长平衡   E. 相互交感

15. 五行之间存在着相生的关系,下列哪项不符合五行的相生规律
    A. 木为水之子   B. 水为木之母   C. 火为土之母
    D. 土为金之子   E. 火为木之子

16. 依据五行生克乘侮的关系,肝病及脾者属于
    A. 母病及子   B. 子病犯母   C. 相乘
    D. 相侮   E. 相克

17. 日落于西,与金之沉降相类似,故西方归属于金,这种归类方法属于
    A. 比较法   B. 取象比类法   C. 推演络绎法
    D. 归纳法   E. 以表知里法

18. 已知肝属木,由于肝与胆相表里,主筋、其华在爪、开窍于目,故胆、筋、爪、目皆属于木。这种归类方法属于
    A. 比较法   B. 取象比类法   C. 推演络绎法
    D. 归纳法   E. 以表知里法

19. 下列情志相胜中,错误的是
    A. 惊胜恐   B. 恐胜喜   C. 怒胜思
    D. 喜胜忧   E. 思胜恐

20. 机体的生长发育主要取决于
    A. 血液的营养   B. 津液的滋润   C. 水谷精微的充养

D. 肾中精气的充盈   E. 心血的充盈

21. 髓海功能与何脏精气密切相关
    A. 肝   B. 心   C. 脾
    D. 肾   E. 肺

22. 血液在脉中运行不息,周而复始,主要是
    A. 肺主治节作用   B. 心主血脉作用   C. 肺朝百脉作用
    D. 脾统血的作用   E. 肾阳温煦作用

23. 五脏生理功能的特点是
    A. 传化物而不藏,实而不能满   B. 藏精气而不泻,实而不能满
    C. 藏精气而不泻,满而不能实   D. 传化物而不藏,满而不能实
    E. 虚实交替,泻而不藏

24. 具有化湿而恶湿特点的脏是
    A. 肾   B. 脾   C. 肺
    D. 肝   E. 心

25. 肺的通调水道功能主要依赖于
    A. 肺主一身之气   B. 肺司呼吸   C. 肺主宣发和肃降
    D. 肺朝百脉   E. 肺输精于皮毛

26. 胆汁的化生和排泄主要依赖于
    A. 脾主运化   B. 肾主藏精   C. 肺主宣发
    D. 肝主疏泄   E. 心主血脉

27. 脏腑之中,被称为"孤府"的是
    A. 胆   B. 胃   C. 三焦
    D. 脾   E. 脑

28. 具有调节女子行经、男子排精功能的两脏是
    A. 心与肾   B. 肺与肾   C. 脾与肾
    D. 肝与肾   E. 肝与脾

29. 下列五脏化液中,哪一项是错误的
    A. 肾在液为尿   B. 心在液为汗   C. 肝在液为泪
    D. 脾在液为涎   E. 肺在液为涕

30. 相表里的经脉有
    A. 手太阳肺经与手阳明大肠经   B. 手厥阴心经与手太阳小肠经
    C. 手少阴心包经与手太阳三焦经   D. 足阳明胃经与足太阴脾经
    E. 足太阳膀胱经与足少阴肝经

31. 阴经与阳经的交接部位在
    A. 头面   B. 胸   C. 腹
    D. 手足   E. 咽喉

32. 循行于上肢内侧后缘的经脉是
    A. 心经   B. 肺经   C. 心包经
    D. 脾经   E. 肝经

33. 怒则

  A. 气缓　　　　　　　B. 气上　　　　　　　C. 气下

  D. 气消　　　　　　　E. 气结

34. 恐则

  A. 气消　　　　　　　B. 气上　　　　　　　C. 气泄

  D. 气耗　　　　　　　E. 气下

35. 劳则

  A. 气上　　　　　　　B. 气下　　　　　　　C. 气收

  D. 气耗　　　　　　　E. 气缓

36. 寒则

  A. 气结　　　　　　　B. 气缓　　　　　　　C. 气收

  D. 气泄　　　　　　　E. 气上

37. 导致心气涣散，神不守舍，出现精神不集中的原因是

  A. 恐则气下　　　　　B. 惊则气乱　　　　　C. 怒则气上

  D. 喜则气缓　　　　　E. 悲则气消

38. 七情太过首先伤及

  A. 肝气　　　　　　　B. 脾阳　　　　　　　C. 肾精

  D. 肺津　　　　　　　E. 心神

39. 以下不是五运的是

  A. 火运　　　　　　　B. 木运　　　　　　　C. 子运

  D. 金运　　　　　　　E. 水运

40. 以下是六气的是

  A. 寒　　　　　　　　B. 木　　　　　　　　C. 金

  D. 土　　　　　　　　E. 水

41. 以下是十天干的是

  A. 丑　　　　　　　　B. 卯　　　　　　　　C. 寅

  D. 未　　　　　　　　E. 丙

42. 十二地支不包括

  A. 子　　　　　　　　B. 巳　　　　　　　　C. 酉

  D. 庚　　　　　　　　E. 戌

43. 六气中分别主于二十四节气，显示一年的季节变化是

  A. 主运　　　　　　　B. 客运　　　　　　　C. 客气

  D. 主气　　　　　　　E. 岁运

A2 型题

44. 李先生，26 岁。昨日外出冒雨后，夜间即发热、怕冷、鼻流清涕、微咳。今天就诊时见病人咳嗽加剧，咳黄稠痰，高热不恶寒，大汗，口渴喜冷饮，满面通红，烦躁不安，舌红苔黄，脉洪数有力。该病人诊断为咳嗽（肺热壅盛证），用阴阳学说来分析病人的病理变化属于阴阳失调中的

  A. 阳胜则热　　　　　B. 阴胜则寒　　　　　C. 阴虚则内热

  D. 阳虚则外寒　　　　E. 阴阳两虚

45. 王先生，65 岁。近来常感腰膝酸软、心烦、失眠、遗精等。辨证属于肾阴不足，心火偏旺，水火不济，心肾不交之证。采用"泻南补北法"治疗，是利用了五行的哪一种关系来治疗的

A. 相生　　　　　　　　B. 相克　　　　　　　　C. 母病及子

D. 子病及母　　　　　　E. 相乘

46. 李女士,48岁。诉头晕目眩,眼干目涩,耳鸣,颧红,口干,五心烦热,腰膝酸软,月经不调,舌红苔少,脉弦细数。用"滋水涵木法"又称滋补肝肾法,来治疗此种肾阴亏损而肝阴不足,甚或肝阳偏亢之证。滋水涵木法属于哪种治疗原则

A. 抑强　　　　　　　　B. 扶弱　　　　　　　　C. 虚则补其母

D. 实则泻其子　　　　　E. 抑强扶弱同用

47. 王女士,56岁。心悸怔忡,心胸憋闷疼痛,痛引肩背,脉沉弦。其病在

A. 心　　　　　　　　　B. 肝　　　　　　　　　C. 脾

D. 肺　　　　　　　　　E. 肾

48. 王先生,80岁。因饮食不当,胃部胀闷、恶心呕吐、呃逆嗳气。其病机是

A. 肝气上逆　　　　　　B. 肺气上逆　　　　　　C. 胃气上逆

D. 胆气上逆　　　　　　E. 肝气犯胃

49. 李女士,20岁。月经先期,量多,色淡,质清稀。面色无华,头晕乏力,舌淡,脉细。此属于

A. 血寒　　　　　　　　B. 血瘀　　　　　　　　C. 脾不统血

D. 肝不藏血　　　　　　E. 血热

50. 王先生,45岁。2天前,与人吵架后突然发狂怒问,打人毁物,彻夜不眠,舌红,苔黄腻,脉弦滑数。其证为

A. 心火亢盛　　　　　　B. 痰火扰心　　　　　　C. 痰迷心窍

D. 心阴不足　　　　　　E. 肝火炽盛

51. 王先生,83岁。有咳喘病史15年。每于冬季发作,痰白清稀,呼多吸少,气不得续,动则喘甚,舌淡苔白,脉弱。此为

A. 痰饮阻肺　　　　　　B. 寒邪客肺　　　　　　C. 风寒犯肺

D. 肺气不足　　　　　　E. 肾不纳气

52. 王女士,35岁。纳少便溏,腹痛绵绵,喜温喜按,四肢不温,口淡不渴,舌质淡,舌体胖大,苔白滑,脉沉迟无力。此为

A. 脾气虚弱　　　　　　B. 脾阳不足　　　　　　C. 寒湿阻滞

D. 寒邪客胃　　　　　　E. 脾肾阳虚

53. 李女士,25岁。新婚蜜月中,小便频数急迫,排尿灼热涩痛,小便黄赤短少,舌红苔黄,脉滑数。此为

A. 心火亢盛　　　　　　B. 小肠实热　　　　　　C. 膀胱湿热

D. 肾气不固　　　　　　E. 肝胆湿热

54. 李女士,78岁。腰膝酸软,畏寒肢冷,下利清谷,小便清长,精神萎靡,舌淡胖,脉微细。此为

A. 脾气虚弱　　　　　　B. 脾阳不足　　　　　　C. 肾气虚弱

D. 肾阳不足　　　　　　E. 寒湿困脾

55. 左先生,45岁。干咳少痰,咳声短促,咳引胸痛,痰中带血,五心烦热,潮热盗汗,形体消瘦,舌红少苔,脉细数。此为

A. 内伤咳嗽,肺阴亏虚　　B. 哮证,肺气虚弱　　　C. 喘证,肺阴不足

D. 肺痨,肺阴亏耗　　　　　　E. 虚劳,肺阴虚

56. 李女士,40岁。每因情绪激动生气后即咳逆阵作,口苦咽干,胸胁胀痛,咳时面赤,舌红苔黄,脉弦数。此为

    A. 肝气郁滞　　　　　　B. 痰热壅肺　　　　　　C. 肺经热盛

    D. 肝火犯肺　　　　　　E. 肝火炽盛

57. 谢先生,28岁。昨晚贪吃路边小吃,不久出现呕吐酸腐,脘腹胀满,嗳气厌食,吐后胀减,大便溏泄臭秽。舌苔厚腻,脉滑数。此为

    A. 肝气犯脾　　　　　　B. 脾胃气滞　　　　　　C. 饮食停滞

    D. 肝胃不和　　　　　　E. 大肠湿热

58. 李女士,55岁。心悸失眠,多梦,烦躁,盗汗,面色潮红,舌红少津,脉细数。此为

    A. 肝阴虚　　　　　　　B. 肺阴虚　　　　　　　C. 心阴虚

    D. 肾阴虚　　　　　　　E. 心肾阴虚

59. 左先生,56岁。纳少,厌食油腻,胁痛腹胀,黄疸,大便不实,寒热往来,舌红苔黄腻,脉滑数。此为

    A. 心火亢盛　　　　　　B. 肝胆湿热　　　　　　C. 大肠湿热

    D. 膀胱湿热　　　　　　E. 小肠热盛

60. 张女士,28岁。尿频、尿急、尿痛,伴发热腰痛,舌红苔黄腻,脉滑数。此为

    A. 心火亢盛　　　　　　B. 肝胆湿热　　　　　　C. 大肠湿热

    D. 膀胱湿热　　　　　　E. 小肠热盛

61. 陈先生,67岁。胸闷心悸,咳嗽气喘,咳痰清稀,神疲自汗,舌淡紫,脉结代。此为

    A. 心气虚　　　　　　　B. 肺气虚　　　　　　　C. 心肺气虚

    D. 心脉瘀阻　　　　　　E. 心脾气虚

62. 谢先生,78岁。少腹冷痛,前阴坠胀疼痛,舌质淡,脉沉紧。此为

    A. 寒凝肝脉　　　　　　B. 胃肠气滞　　　　　　C. 肾阳不足

    D. 寒滞胃肠　　　　　　E. 肾气不固

63. 张女士,28岁。头晕目眩,视物模糊,视力下降,面白无华。此为

    A. 肝阴虚　　　　　　　B. 肝血虚　　　　　　　C. 心阴虚

    D. 肾精不足　　　　　　E. 心血虚

64. 陈先生,18岁。突然昏仆,不省人事,口吐涎沫,喉中痰鸣,面色晦黯,苔白腻,脉滑。此为

    A. 痰蒙心神　　　　　　B. 痰阻心脉　　　　　　C. 痰火扰神

    D. 胆郁痰扰　　　　　　E. 痰热壅肺

65. 10岁男孩。睡时遗尿,每夜1~2次,甚则数次。面色苍白,神倦乏力,肢凉畏寒,腰腿酸软,下肢无力,小便清长,舌质淡。此为

    A. 脾气虚弱　　　　　　B. 脾气下陷　　　　　　C. 肾阳虚

    D. 肾精不足　　　　　　E. 肾气不固

66. 张女士,78岁。素体虚弱,自汗易感冒,近2年呼吸困难,活动则气喘,呼多吸少,时感腰膝酸软。舌淡,脉虚弱。拟诊为

    A. 肺气虚弱　　　　　　B. 脾气虚弱　　　　　　C. 肺失宣肃

    D. 肾不纳气　　　　　　E. 肺肾气虚

67. 左先生,46 岁。鼻唇沟处生疔,此处为何经循行部位

    A. 手太阴肺经　　　　　　B. 足太阴脾经　　　　　　C. 足少阴肾经

    D. 手阳明大肠经　　　　　E. 足少阳胆经

68. 吴女士,46 岁。少腹肿胀疼痛,西医诊为疝气,可考虑何经病证

    A. 任脉　　　　　　　　　B. 足厥阴肝经　　　　　　C. 手太阴肺经

    D. 足太阴脾经　　　　　　E. 手阳明大肠经

69. 张女士,48 岁。潮热、盗汗 1 月余,自述近 2 个月未出现月经。这与《黄帝内经》所述"太冲脉衰少,天癸竭,地道不通"相合。"太冲脉"指

    A. 带脉　　　　　　　　　B. 冲脉　　　　　　　　　C. 阴维脉

    D. 奇经八脉　　　　　　　E. 任脉

70. 陈先生,68 岁。咳嗽 3 天,可考虑何脏病证

    A. 脾　　　　　　　　　　B. 心　　　　　　　　　　C. 肝

    D. 肺　　　　　　　　　　E. 肾

71. 左先生,28 岁。纳呆、嗳气,可考虑何脏腑病证

    A. 脾　　　　　　　　　　B. 胃　　　　　　　　　　C. 肺

    D. 肾　　　　　　　　　　E. 大肠

72. 李女士,18 岁。鼻塞,流涕,考虑下列何脏病证

    A. 肝　　　　　　　　　　B. 小肠　　　　　　　　　C. 手三焦

    D. 肺　　　　　　　　　　E. 胆

73. 陈先生,39 岁。素有两胁不适,烦躁易怒,现症见目赤肿痛,舌红苔黄,脉弦。请问依据运气学说,病人一日之内什么时间最舒适?

    A. 平旦　　　　　　　　　B. 下晡　　　　　　　　　C. 夜半

    D. 日中　　　　　　　　　E. 以上均是

A3 型题

(74~76 题共用题干)

李女士,35 岁。昨日冒雨,夜间出现恶寒发热、鼻塞流涕、咳嗽、痰稀薄色白,今日晨起诸症未见缓解,恶寒更重,无汗,头身疼痛,鼻塞流清涕,舌苔薄白,脉浮紧。该病人诊断为感冒(风寒犯表证)。

74. 用阴阳学说来分析病人的病理变化属于阴阳失调中的

    A. 阳胜则热　　　　　　　B. 阴胜则寒　　　　　　　C. 阴虚则内热

    D. 阳虚则外寒　　　　　　E. 阴阳两虚

75. 该病人采用下列哪种治疗方法

    A. 热者寒之　　　　　　　B. 寒者热之　　　　　　　C. 温阳

    D. 滋阴　　　　　　　　　E. 阴阳双补

76. 该病人的治疗方法是阴阳哪一关系的具体应用

    A. 对立制约　　　　　　　B. 互根互用　　　　　　　C. 消长平衡

    D. 相互转化　　　　　　　E. 相互交感

(77~79 题共用题干)

金女士,29 岁。病人 2 个月来时常发热,热势或高或低,体温 37.3~38.3℃,并于午后和劳累后加重,疲倦乏力,少气懒言,常自汗出,易感冒,纳差便溏,本次发热已持续 5 天。舌质淡

白,苔薄白,脉弱。

77. 用气论来分析病人的病理变化属于

    A. 阳胜则热　　　　　　　　B. 阴胜则寒　　　　　　　　C. 气虚

    D. 阳虚则外寒　　　　　　　E. 阴阳两虚

78. 该病人采用下列哪种治疗方法

    A. 热者寒之　　　　　　　　B. 寒者热之　　　　　　　　C. 壮水之主,以制阳光

    D. 虚者补之　　　　　　　　E. 阴阳双补

79. 下列症状中属于气推动作用下降的症状是

    A. 声高气粗　　　　　　　　B. 多言躁动　　　　　　　　C. 舌苔黄糙

    D. 脉弱　　　　　　　　　　E. 高热烦渴

（80~82 题共用题干）

王女士,52 岁。主诉:腹痛泄泻 2 天,大便如水样,纳差。追问既往,病人几月来急躁易怒,头晕胀痛,夜眠多梦,纳差倦怠。现舌边红苔腻,边有齿印,脉濡(病人就诊时为己亥年的上半年)。

80. 该病人的证型是

    A. 肝阳上亢　　　　　　　　B. 肺阴亏虚　　　　　　　　C. 脾气虚弱

    D. 肝气郁结　　　　　　　　E. 肝胆湿热

81. 用运气学说来分析病人的病理变化属于

    A. 己亥年的上半年风木之气主事,湿土之气最衰,肝木之气最盛

    B. 己亥年的上半年火木之气主事,湿土之气最衰,心火之气最盛

    C. 己亥年的上半年湿木之气主事,湿土之气最衰,肝木之气最盛

    D. 己亥年的上半年燥木之气主事,湿土之气最衰,肺金之气最盛

    E. 己亥年的上半年寒木之气主事,湿土之气最衰,肝木之气最盛

82. 用运气学说来分析该病人的治疗方法是

    A. 抑肝固脾　　　　　　　　B. 平肝息火　　　　　　　　C. 健脾益气

    D. 疏肝解郁　　　　　　　　E. 以上均是

A4 型题

（83~85 题共用题干）

王女士,50 岁,已婚。2012 年 07 月 26 日上午,初诊。病人自绝经二年来,情绪不稳,容易发火,心烦焦虑,面部烘红,口干口苦,夜寐不安,早醒梦多,时觉胃脘灼痛,痛势急迫,伴嗳气泛酸,喜喝冷饮,胃纳尚可,大便偏干,三五日一行。舌质红,苔黄腻,脉弦数。

83. 根据临床表现,判断病人病在何脏腑

    A. 胃　　　　　　　　　　　B. 心　　　　　　　　　　　C. 脾

    D. 肺　　　　　　　　　　　E. 肾

84. 病属何证

    A. 肝火犯胃　　　　　　　　B. 肝气郁结　　　　　　　　C. 肺气失宣

    D. 三焦不利　　　　　　　　E. 膀胱失约

85. 应用何治法

    A. 发散风寒　　　　　　　　B. 疏肝理气,泻热和胃　　　C. 发散风热

    D. 补中益气　　　　　　　　E. 通利三焦

（86~88 题共用题干）

吴女士,40 岁。平素沉默寡言,性格内向。近 1 个月余,因孩子贪玩,学习成绩下降,与孩子交流不果。内心烦恼,表现为精神抑郁,胸闷太息,嗳气呃逆,纳呆腹胀,腹痛泄泻。

86. 根据其临床表现,判断其病在何脏
    A. 肝、脾   B. 脾、小肠   C. 脾、胃
    D. 心、脾   E. 心、肝

87. 属于何证
    A. 心脾两虚   B. 脾胃气滞   C. 肝气郁滞
    D. 脾失健运   E. 肝脾不调

88. 应该采用的治疗方法是
    A. 补气健脾   B. 健脾和胃   C. 疏肝理气
    D. 补益心脾   E. 疏肝健脾

（89~91 题共用题干）

张先生,56 岁。心烦不寐,心悸不安,心绪不宁,头晕耳鸣,腰膝酸软,梦遗,五心烦热,面部烘热,口干少津,舌质红,脉细数。

89. 根据临床表现,拟诊为
    A. 心悸   B. 不寐   C. 耳鸣
    D. 遗精   E. 腰痛

90. 判断病变的脏腑属于
    A. 肝肾   B. 心肾   C. 心
    D. 肾   E. 肝

91. 治疗宜采取
    A. 滋补肾阴   B. 清心安神   C. 疏肝清热
    D. 补肾填精   E. 滋阴降火,交通心肾

（92~94 题共用题干）

张女士,45 岁。因工作劳累,近半年来出现白带绵绵不断。现症见面色萎黄,神倦乏力,少气懒言,纳少便溏,腹胀,带下量多色白质稀,无臭味,舌淡苔白,脉缓弱。

92. 该病人何脏发病
    A. 脾   B. 肝   C. 心
    D. 肺   E. 肾

93. 该病为何证候
    A. 心气虚   B. 肝气虚   C. 脾气虚
    D. 肺气虚   E. 肾气虚

94. 该病治法是
    A. 补心气   B. 健脾益气   C. 补益肾气
    D. 补肺气   E. 疏肝理气

四、简答题

1. 阴阳学说的基本内容有哪些?

2. 阴阳学说概括病理变化的最基本类型有哪两个方面? 其含义如何?

3. 五行相生与相克的次序如何?

4. 何谓肝主疏泄? 其生理作用表现在哪些方面?

5. 何谓肺主宣发肃降? 其生理作用各体现在哪些方面?

6. 如何理解心主血脉?

7. 脾与胃在生理上的关系如何?

8. 运气学说的基本内容有哪些?

五、论述题

1. 在调整阴阳中,"补其不足"是如何运用的?

2. 试述肾精、肾气、肾阴、肾阳的涵义及相互关系。

3. 怎样理解"六腑以通为用"?

4. 试述情志与脏腑的关系。

5. 运气学说可运用于中医的哪些方面?

【参考答案】

一、名词解释

1. 阴阳:阴阳是宇宙中相互关联的事物或现象对立双方属性的概括。

2. 五行:指木、火、土、金、水五种物质及其运动变化。其中"五"是木、火、土、金、水五种物质,"行"即运动变化之义。

3. 五行相生:是指五行之间存在着递相滋生、助长和促进的关系。

4. 壮水之主,以制阳光:对于阴虚不能制阳而导致阳相对亢盛的虚热证,采用滋阴以制阳的治法。

5. 藏象:是藏于人体内的内脏及其表现于外的生理病理征象及与自然界相通应的事物和现象。

6. 精血同源:即肝肾同源。肝藏血,肾藏精,精血皆由水谷之精化生和充养,且能相互滋生。

7. 肺为华盖:因肺在体腔脏腑中位居最高,并有覆盖和保护诸脏抵御外邪的作用,故称肺为华盖。

8. 肺为娇脏:由于肺叶娇嫩,不耐寒热燥湿诸邪侵袭,而肺与外界相通,外邪易伤肺,故称肺为娇脏。

9. 肺为水之上源:肺气的宣发和肃降能通调水道,肺位居高,乃华盖之脏,且参与人体的水液代谢,故称肺为水之上源。

10. 神:人体之神,有广义与狭义之分。广义的神,是人体生命活动的主宰和总体现;狭义的神,是指人的精神、意识、思维和情志活动。

11. 心肾相交:心位居于上,属阳,主火,主动;肾位居于下,属阴,主水,主静。心火下降于肾,与肾阳共同温煦肾阴,使肾水不寒;肾水上济于心,与心阴共同涵养心阳,使心火不亢。心与肾上下、水火、动静、阴阳相济,协调平衡,构成了心肾相交、水火既济的关系。

12. 水谷之海:即胃。因饮食容纳于胃,故称胃又称为"太仓""水谷之海"。

13. 脾主升:脾的生理特性主升。一方面将脾运化的水谷精微上输心肺布散全身,另一方面升举内脏,维持内脏位置的相对恒定。

14. 七情:喜、怒、忧、思、悲、恐、惊七种情志活动,简称七情。

15. 五运:是指木、火、土、金、水五行之气在天地阴阳中的运行和变化,也是木运、火运、土运、金运、水运的简称。

16. 六气:是指风、寒、暑、湿、燥、火六种不同的气化,是由阴阳五行四时节气的变化而产生。

17. 主运:是指五运之气分主于一年各个季节的岁气。

18. 客气:是指在天的三阴三阳之气,运动不息,犹如客来客往。

二、填空题

1. 热 寒
2. 补其不足 损其有余
3. 阳 阴 阳 阴 阳 阴 阳 阴
4. 相互转化
5. 润下 炎上 稼穑
6. 过度 反向
7. 母病及子 子病及母
8. 母子关系的实证 母子关系的虚证
9. 通行元气 运行水液
10. 肝血不足
11. 骨髓 肝脏
12. 受盛化物 泌别清浊
13. 调节呼吸功能 调节全身气机 助心行血 通调水道
14. 运化水谷 运化水液
15. 血运于诸经 血归于肝脏
16. 疏泄 贮存和排泄胆汁 主决断
17. 元神 精明
18. 血液生成 血液运行
19. 生痰 贮痰
20. 气之主 气之根
21. 上 缓 消 下 乱 结
22. 主运 客运
23. 司天之气 在泉之气
24. 五运 六气
25. 主气 客气 客主加临

三、选择题

1. E 2. D 3. A 4. C 5. C 6. B 7. E 8. D 9. D 10. A 11. D 12. C
13. B 14. C 15. D 16. C 17. C 18. C 19. A 20. D 21. D 22. B 23. C 24. B
25. C 26. D 27. C 28. D 29. A 30. D 31. D 32. A 33. B 34. E 35. D 36. C
37. D 38. E 39. C 40. A 41. E 42. D 43. D 44. A 45. B 46. C 47. A 48. C

49. C　50. B　51. E　52. B　53. C　54. D　55. A　56. D　57. C　58. C　59. B　60. D

61. C　62. A　63. B　64. A　65. C　66. E　67. D　68. B　69. B　70. D　71. B　72. D

73. A　74. B　75. B　76. A　77. C　78. D　79. D　80. C　81. A　82. A　83. A　84. A

85. B　86. A　87. E　88. E　89. B　90. B　91. E　92. A　93. C　94. B

四、简答题

1. 答:阴阳相互交感;阴阳对立制约;阴阳互根互用;阴阳消长平衡;阴阳相互转化。

2. 答:最基本类型是阴阳偏胜和阴阳偏衰。阴阳偏胜是指阴或阳任何一方高于正常水平的病理状态,"阴胜则阳病,阳胜则阴病。阳胜则热,阴胜则寒";阴阳偏衰是指阴或阳的任何一方低于正常水平的病理状态,"阳虚则外寒,阴虚则内热"。

3. 答:五行相生的次序是:木生火、火生土、土生金、金生水、水生木。五行相克的次序是:木克土、土克水、水克火、火克金、金克木。

4. 答:肝主疏泄是指肝具有疏通、宣泄、条达、升发的特性,调畅人体全身气机的功能。肝主疏泄的生理作用主要表现在以下五个方面:①调畅全身气机。是指肝气的疏泄作用能使脏腑经络之气的运行畅通无阻。②协调气血运行。肝主疏泄直接影响气机的调畅和气血的运行。疏泄正常,气机调畅,则气血调和;气行则血行,气滞则血瘀。③调节精神情志。肝所调节的精神情志主要是郁和怒。肝的疏泄正常,气机调畅,气血和调,精神愉快,心情舒畅,理智开朗,既不抑郁又不亢奋。④促进消化吸收。促进消化吸收主要体现在两个方面。其一是肝的疏泄是保证脾胃气机升降的重要条件。肝的疏泄正常可促进脾升胃降,保证食物的消化吸收。其二是肝的疏泄可以分泌、排泄胆汁以助消化。⑤调理生殖。女子的排卵与月经来潮、男子的排精,均依赖肝的疏泄。

5. 答:肺主宣发和肃降是指肺气具有向上升宣和气向外周布散及向内向下清肃通降的作用。

肺主宣发的生理作用主要体现在以下三个方面:①呼出体内浊气。②将脾所转输来的津液和部分水谷精微上输头面诸窍,外达于全身。③宣发卫气于皮毛,并控制和调节汗液排泄,维持人体正常体温。

肺主肃降的生理作用主要体现在以下三个方面:①吸入自然界之清气。②将脾转输至肺的津液及部分水谷精微向下向内布散于其他脏腑以濡润之。③保持呼吸道的洁净。

6. 答:心主血脉,包括主血和主脉两个方面,是指心脏有推运全身血液在脉管内运行的作用。心脏正常搏动依赖心气的推动,心气充沛,血液才能循行周身而起到营养全身的作用。

7. 答:脾与胃同居中焦,通过经脉的相互络属构成表里关系。共司水谷的消化、吸收和转输。脾与胃无论结构还是功能上都密切相关:①纳运协调。胃主受纳,脾主运化,纳运协调。②升降相因。胃主通降,脾主升清,升降相因。③燥湿相济。胃为腑,属阳土,性喜润而恶燥;脾为脏,属阴土,性喜燥而恶湿。

8. 答:运气的基本内容包括干支甲子、五运、六气和运气同化。甲子是十天干与十二地支的配合运用。天干是甲、乙、丙、丁、戊、己、庚、辛、壬、癸,又称十天干。地支是子、丑、寅、卯、辰、巳、午、未、申、酉、戌、亥,又称十二地支。五运是指木、火、土、金、水五行之气在天地阴阳中的运行和变化,也是木运、火运、土运、金运、水运的简称。六气是指风、寒、暑、湿、燥、火六种不同的变化,是由阴阳五行四时节气的变化而产生的。运气同化是五运与六气在遇到彼此性质相同的情况下会产生同一性质的变化。

五、论述题

1. 答：在调整阴阳中补其不足，即"虚则补之"，适用于正气不足的虚证，即或阳虚，或阴虚，或阴阳两虚，或阴阳亡失等。"补其不足"的具体运用如下：

（1）对于阴阳偏衰的虚热证和虚寒证：根据阴阳对立制约的原理来调补，阴虚不足以制阳而致阳相对偏亢的虚热证，治宜滋阴以抑阳，《黄帝内经》称为阳病治阴，王冰又称为"壮水之主，以制阳光"；阳虚不足以制阴而致阴相对偏亢的虚寒证，治宜扶阳以抑阴，《黄帝内经》称为阴病治阳，王冰又称为"益火之源，以消阴翳"。

（2）阴阳两虚证：当阴阳并补，但须分清主次。阳损及阴者，当补阳为主，辅以滋阴；阴损及阳者，当滋阴为主，辅以补阳。

（3）阴阳亡失者：当阴阳分固。亡阳者，当回阳以固脱；亡阴者，当益气救阴以固脱。

2. 答：肾精，即肾所藏的精，由禀受于父母的先天之精，加之脾胃化生的水谷之精，即后天之精，充养而成。

肾气，乃肾精所化。具有推动和调节人体的生长发育、生殖功能、各脏腑气化等功能。

肾气中具有温煦、推动、兴奋等作用的部分，称为肾阳，又称元阳、真阳，是人体一身阳气之根。

肾气中具有凉润、宁静、抑制等作用的部分称为肾阴，又称元阴、真阴，是人体一身阴气之本。

肾之精气阴阳的关系是肾精化肾气，肾气分为肾阴和肾阳两部分。肾阴与肾阳协调，则肾气冲和，发挥应有的作用。

3. 答：六腑，即胆、胃、小肠、大肠、膀胱、三焦。以"传化物"为其生理特点。饮食入胃，经胃的腐熟，下传小肠，通过小肠进一步消化，泌别清浊，清者为精微物质，经脾转输全身，其剩余的水分，渗入膀胱，其浊者为糟粕，下达大肠。渗入膀胱的尿液，经气化排出体外，进入大肠的糟粕，经传导燥化形成粪便排出。在食物消化吸收过程，还有赖于胆排泄胆汁助消化，三焦是水谷之道路，三焦的气化，推动和支持传化功能的正常进行。由于六腑传化水谷，需要不断地受纳、消化、传导和排泄，虚实更替，宜通不宜滞，所以有"六腑以通为用"的说法。

4. 答：心主喜（惊），过喜（惊）则伤心；肝主怒，过怒则伤肝；脾主思，过思则伤脾；肺主悲（忧），过悲（忧）则伤肺；肾主恐，过恐则伤肾。脏腑病变可出现相应的情绪反应，而情绪反应过度又可损相关之脏腑。

5. 答：运气学说在中医学中的运用：①主运主气与发病规律。首先用主运推测每年气候变化，然后用主气推测每个季节气候变化，再把主运主气所主的时令季节气候变化规律与人体五脏六腑关系及疾病发生等规律结合起来。②岁运太过不及与发病规律。岁运太过皆是阳干之年，岁运不及皆是阴干之年，太过则气候变化规律是本运之气偏胜，易引发与之相通应之脏发病或是易引发与之相应的所胜之脏受制而病。不及则气候变化规律是五运之气衰少，易导致岁运相应之脏发病，也易导致其所不胜之脏发病，还会引发因复气偏胜而产生相应的病症。③客运客气与发病规律。客运是反映各个年度不同的五季的气候变化规律，客气是从司天之气和在泉之气推测各年气候变化，两者结合从而得知气候对人体的影响及疾病流行情况。④运气学说运用于辨证论治：主要是通过五运六气的太过、不及，生化克制规律结合阴阳五行及五脏六腑的相关规律来指导辨证论治。

（王世勋　郑　琼　潘年松）

第四章　病因、发病与病机

【内容要点】

1. 概念

（1）病因：泛指一切能引起疾病的原因，又称致病因素、病邪。病因分为外感病因、内伤病因、病理产物性病因和其他病因四类。

（2）病因学说：是指研究病因的性质、致病特点及其临床表现的学说。

（3）病机：即疾病发生、发展与变化的机制。

2. 中医病因学　有两个基本特点，一是整体观念，二是辨证求因。整体观念是把致病因素与机体的反应性结合起来，来研究疾病发生、发展规律。辨证求因是中医学确认病因的特殊标准。一切疾病的发生，都是受某种致病因素的影响和作用于机体的结果。由于病因的性质和致病特点不同，以及机体对致病因素的反应各异，所以表现出来的症状和体征也不尽相同。因此，在整体观念指导下，通过分析病证的症状、体征来推求病因，就可以为临床治疗提供理论依据。这便是"辨证求因"，是中医学特有的认识病因的方法。因此掌握好各病因的性质和致病特点是临床辨证求因的关键。

3. 六淫致病　具有外感性、相兼性、季节性、地域性和转化性的共同特点。

4. 疠气致病　具有发病急骤、病情较重、症状相似、传染性强、易于流行的特点。

5. 七情致病　具有多直接伤及内脏、影响脏腑气机、影响病情的变化的特点。

6. 痰饮、瘀血和结石　它们既是脏腑功能失调产生的病理产物，同时又属于致病的因素，其中痰饮致病具有广泛、变化多端等特征，是临床辨证求因的难点。

7. 发病　是指疾病的发生。人体内部各脏腑之间以及与外界环境之间，必须保持阴阳的相对平衡，阴平阳秘的关系是维持正常生理活动的基础。但在致病因素的作用下，人体内外阴阳平衡协调关系遭到破坏，导致阴阳失调，便发生了疾病。

8. 疾病的发生　关系到致病因素（邪气）和机体本身抗病能力（正气）两个方面。疾病的过程就是邪正斗争的过程。中医学既强调人体正气在发病中的主导作用，又不排除邪气的重要作用，并且认为，邪气在一定条件下可以起决定性的作用。中医学认为疾病的发生与否，取决于正气与邪气之间的力量对比，同时两者的相互斗争的胜负，不仅决定疾病的发生与否，而且关系到发病的轻重缓急。

9. 病机　揭示了疾病发生、发展、变化、转归的本质特点和基本规律，是认识疾病本质的关键，也是进行正确诊断和治疗的前提。

10. 邪正盛衰的变化　表现为疾病的虚实变化。阴阳的盛衰变化，产生疾病的寒热变化，阴阳偏盛产生实证寒热变化;阴阳偏衰则产生虚证寒热变化,尤其是以肾之阴阳偏衰为主。同时应注意在临床中,阴阳的盛衰变化亦可相互影响、转化产生阴阳互损的病理表现。

【重点和难点解析】

1. 外感六淫 外感六淫属外感病的致病因素,称之为外邪。外感六淫作用于机体后,引起脏腑阴阳气血功能失调而产生的病理变化,其临床表现,多有表证,而且多属实证。单纯暑邪伤人,一般无表证可见,但常兼湿邪,称为暑湿,则有表证。

2. 风为阳邪,其性开泄,易袭阳位 风邪具有轻扬、向上、升发、向外的特性,故属于阳邪。其性开泄是指风邪侵犯人体易使腠理疏泄而开张。风邪侵袭,常伤及人体的头面、肌表等属于阳的部位,而出现发热、恶风、汗出、头痛、流涕、脉浮等症状。

3. 风为百病之长 "长",始、首之意。风邪是外邪致病的先导,六淫中其他病邪多依附于风邪而侵犯人体,如风寒、风热、风湿等。因风邪为外感疾病的主要致病因素,又多与其他邪气相合而致病,故称风为百病之长、六淫之首。

4. 寒为阴邪,易伤阳气 寒为阴气盛的表现,其性属阴,故寒为阴邪。阴寒偏盛,则阳气不足以驱除阴寒之邪,反为阴寒所遏伤。如:寒邪袭表,卫阳被遏,就会见到恶寒;寒邪直中太阴,损伤脾阳,则见脘腹冷痛、呕吐、腹泻等症。

5. 寒性凝滞,主痛 "凝滞"即凝结、阻滞不通之义。寒邪侵犯人体,阳气受损,往往会使经脉气血凝结,阻滞不通,不通则痛,从而出现各种疼痛的症状。如:寒邪袭表之太阳伤寒证,可见头项强痛、骨节疼痛;寒邪直中胃脘,可见脘腹冷痛等。

6. 暑多挟湿 暑季气候炎热,且常多雨而潮湿,热蒸湿动,故暑邪常兼挟湿邪侵犯人体。其临床特点,除发热、烦渴等暑热症状外,常兼见四肢困倦、胸闷呕恶、大便溏泻不爽等湿阻症状。

7. 湿性黏滞 "黏"是指黏腻;"滞"是指停滞。湿性黏腻停滞,主要表现在两个方面:一是症状的黏滞性。如大便黏滞不爽,小便涩滞不畅以及舌苔黏腻等。二是病程的缠绵性,如湿疹、湿痹、湿温等病,均反复发作,病程较长,缠绵难愈。

8. 燥易伤肺 肺为五脏六腑之华盖,性喜清肃濡润恶燥。肺主气而司呼吸,与外界大气相通,又外合皮毛开窍于鼻,燥邪伤人,多从口鼻而入,故最易损伤肺津,影响肺的宣发肃降功能,从而出现干咳少痰,或痰液胶黏难咳等。

9. 火(热)易生风动血 "生风"是指肝风内动。火热亢盛耗伤肝血,筋失所养而致肝风内动,又称"热极生风",出现四肢抽搐、颈项强直、角弓反张等。"动血"是指出血。火热亢盛,灼伤血络,迫血妄行,导致咯血、吐血、尿血、便血、妇女月经过多、崩漏等各种出血证。

10. 内伤七情 七情即喜、怒、忧、思、悲、恐、惊七种情志变化,属精神致病因素。七情是人体对客观事物的不同反映,在正常情况下,一般不会使人致病。只有突然、强烈或长期持久的情志刺激,超过了人体本身可以调节的正常生理活动范围,使人体气机紊乱,脏腑阴阳气血失调,才会导致疾病的发生,由于它是造成内伤的主要致病因素之一,故称"内伤七情"。

11. 七情与内脏气血的关系 人的情志活动与内脏有着密切关系,情志活动以五脏精气为物质基础。七情与气血的功能活动有密切关系,气与血是构成机体的基本物质,气对于人体脏腑组织则有温煦、推动作用,血对于人体脏腑组织具有滋润、濡养作用,而气血则是人体精神情志活动的物质基础。因此,如脏腑组织和气血本身发生病变,则同样影响情志活动,出现异常的情志反映。如肝脏气血紊乱,可见烦躁易怒或恐惧不安;心脏气血紊乱,可见哭笑无常等。

12. 痰饮的形成 痰饮多由外感六淫,或饮食及七情等所致,使肺、脾、肾及三焦等脏腑气化功能失常,水液代谢障碍,以致水津停滞而成痰饮。痰饮形成后,饮多留积于肠胃、胸胁及肌肤,而痰随气机升降流行,内而脏腑,外至筋骨皮肉,无处不到,既可因病生痰,又可因痰生病。

13. 血瘀与瘀血的联系 血瘀是指血液的循环迟缓和不流畅的病理状态。瘀血是多种病因导致的病理产物,这种瘀血又可作为病因,影响脏腑组织的生理功能。瘀血是血瘀的病理产物,而在瘀血形成之后,又可阻于脉络,而成为血瘀的一种病因。

14. 发病的基本原理 疾病的发生,是"正邪相争"、正不胜邪的结果。所谓正气,即是指人体的功能活动(包括脏腑、经络、气血等功能)和抗病修复(新生)能力。所谓邪气,泛指各种致病因素。如外感六淫、内伤七情、疠气、痰饮、瘀血及食积等。"正气虚"是疾病发生的内在根据,正气存内,邪不可干,邪之所凑,其气必虚;邪气是发病的重要条件。

15. "邪气盛则实,精气夺则虚"

(1)邪气盛则实:①含义。主要指邪气亢盛,是以邪气盛为矛盾主要方面的病理反应。②特点。邪气较盛,正气未衰,正邪斗争剧烈的一系列证候。③形成。外感六淫初、中期,或痰、食、血、水滞留体内的内伤病。④表现。体质壮实,精神亢奋,壮热烦躁,疼痛拒按,二便不通,脉实有力等。

(2)精气夺则虚:①含义。主要指正气不足,以正气虚为矛盾主要方面的病理反应。②特点。精、气、血、津液亏少和功能衰弱以及脏腑经络功能减退,使机体抗病能力低下,正邪斗争不剧烈的一系列虚弱、不足的证候。③形成。先天禀赋不足、病后亏虚、多种慢性病耗损、邪气损害等。④表现。体质瘦弱,神疲乏力,声低气微,自汗,盗汗,疼痛喜按,二便失禁,五心烦热,畏寒肢冷,脉虚无力等。

16. 亡阴亡阳的区别

证候	汗	四肢	其他症状	舌象	脉象	治疗原则
亡阴	汗热、味咸而黏	温和	面色潮红,身热烦躁,口渴,喜冷饮	舌红而干	脉细数无力	益气敛阴,救阴生津
亡阳	汗冷、味淡不黏	厥冷	面色苍白,身冷,神情淡漠,口淡,喜热饮	舌淡白润	脉微细欲绝	益气固脱,回阳救逆

【方法指津】

1. 在病因学习中,应重点掌握各致病因素的致病特点,结合临床四诊收集资料,分析疾病证候特征,辨证求因。

2. 掌握正气与邪气在疾病中的作用,理清正邪斗争关系与疾病转归之间的联系,从而为今后临床判断疾病预后打下基础。

3. 分析病机要以脏腑功能特征为核心,明确病变部位,提出病机重点、病理属性和病理演变,并剖析病机中的疑点、难点,以加深对病机的理解与认识,为今后临床辨证论治奠定基础。

【测试习题】

一、名词解释

1. 六淫
2. 七情
3. 痰饮
4. 病机
5. 邪之所凑,其气必虚
6. 阴损及阳
7. 阳盛格阴
8. 亡阳

二、填空题

1. 寒性凝滞,是指_____。
2. 疫疠致病,具有_____、_____、_____、_____、_____、_____的特点。
3. 七情伤人多直接伤及内脏,怒伤_____,喜伤_____,悲忧伤_____,思伤_____,恐伤_____。
4. 七情伤人影响脏腑气机,怒则_____,喜则_____,悲则_____,恐则_____,惊则_____,思则_____。
5. 实,主要指_____亢盛,是以_____盛为矛盾的主要方面的一种病理反映;虚,主要指_____不足,是以_____虚损为矛盾主要方面的一种病理反映。
6. 阴虚则热与阳胜则热的病机不同,其临床表现也有区别:前者是_____,而有_____象;后者是以_____为主,_____象并不明显。
7. 气机失调引起的病理变化有气_____、气_____、气_____、气_____、气_____等。
8. 津液化为汗液,主要是肺的_____功能,津液化为尿液,主要是肾的蒸腾_____功能。
9. 阴阳失调的病机包括_____、_____、_____、_____和_____、_____。

三、选择题

A1 型题

1. 风性善行是指风邪致病
   A. 易行遍全身而致各脏腑同时发病
   B. 善于向上向外
   C. 善于迫血妄行
   D. 病位行无定处
   E. 善于运行气血
2. 寒性收引是指
   A. 寒性重浊黏滞
   B. 寒邪损伤阳气
   C. 寒邪阻滞气滞
   D. 收敛气机,使经络筋脉挛急

E. 寒为阴邪,易伤下部

3. 寒痹又称痛痹,主要反映了哪一致病特点

  A. 寒为阴邪   B. 寒易伤阳气   C. 寒主收引

  D. 寒性凝滞   E. 寒性重浊

4. 火邪、暑邪共同的致病特点是

  A. 易耗气伤津   B. 易于动血   C. 易于夹湿

  D. 易于生风   E. 易致痈疡

5. 干咳少痰,或痰液胶黏难咯,多因感受哪种病邪

  A. 风邪   B. 寒邪   C. 暑邪

  D. 燥邪   E. 热邪

6. 六淫中,为百病之长的邪气是

  A. 风邪   B. 暑邪   C. 热邪

  D. 湿邪   E. 寒邪

7. 易于阻碍气机而见胸闷脘痞的病邪是

  A. 寒邪   B. 瘀血   C. 湿邪

  D. 暑邪   E. 火邪

8. 湿邪与寒邪的共同致病特点是

  A. 损伤阳气   B. 阻遏气机   C. 黏腻重浊

  D. 凝滞吸引   E. 易袭阳位

9. 过怒主要影响

  A. 肺的呼吸   B. 肝的疏泄   C. 脾的统血

  D. 肾的纳气   E. 脾的运化

10. 过度悲伤,则易损伤

  A. 肝气   B. 肺气   C. 脾气

  D. 心气   E. 肾气

11. 久卧伤

  A. 精   B. 筋   C. 气

  D. 血   E. 肉

12. 恐惧过度,则易损伤

  A. 肝气   B. 肺气   C. 脾气

  D. 心气   E. 肾气

13. 过饥主要损伤

  A. 脾胃   B. 心肾   C. 肝肾

  D. 心脾   E. 心肺

14. 劳逸失常不包括

  A. 劳力过度   B. 劳神过度   C. 房劳过度

  D. 安逸过度   E. 饮食过度

15. 属于病理产物的致病因素是

  A. 六淫   B. 疠气   C. 痰饮

  D. 寄生虫   E. 药邪

16. 气滞导致疼痛的特点是
    A. 刺痛　　　　　　　　　B. 冷痛　　　　　　　　　C. 灼痛
    D. 胀痛　　　　　　　　　E. 隐痛

17. 肌肤甲错,脉涩,多见于
    A. 气滞　　　　　　　　　B. 血瘀　　　　　　　　　C. 血寒
    D. 血热　　　　　　　　　E. 血虚

18. 外伤和寄生虫属于
    A. 其他病因　　　　　　　B. 外伤因素　　　　　　　C. 外感病因
    D. 内伤病因　　　　　　　E. 病理性产物

19. 痰饮停于哪个部位可以出现恶心呕吐、痞满不舒
    A. 头　　　　　　　　　　B. 咽　　　　　　　　　　C. 肺
    D. 胃　　　　　　　　　　E. 心

20. 下列不属于痰饮范畴的有
    A. 支饮　　　　　　　　　B. 悬饮　　　　　　　　　C. 溢饮
    D. 风寒　　　　　　　　　E. 痰饮

21. 与痰饮形成关系不大的内脏是
    A. 脾　　　　　　　　　　B. 心　　　　　　　　　　C. 肺
    D. 肾　　　　　　　　　　E. 三焦

22. 下列哪项不是结石的多发部位
    A. 大肠　　　　　　　　　B. 胃　　　　　　　　　　C. 输尿管
    D. 膀胱　　　　　　　　　E. 胆

23. 疠气发生与流行因素不包括
    A. 社会因素　　　　　　　B. 气候因素　　　　　　　C. 环境因素
    D. 体质因素　　　　　　　E. 隔离因素

24. 气的升发太过或下降不及,称作
    A. 气滞　　　　　　　　　B. 气逆　　　　　　　　　C. 气陷
    D. 气闭　　　　　　　　　E. 气虚

25. 下列除哪项外,均属于气机失调
    A. 气滞　　　　　　　　　B. 气逆　　　　　　　　　C. 气陷
    D. 气闭　　　　　　　　　E. 气虚

26. 气陷的病机多与哪脏亏损关系密切
    A. 心　　　　　　　　　　B. 肝　　　　　　　　　　C. 脾
    D. 肺　　　　　　　　　　E. 肾

27. 邪正盛衰决定着
    A. 病证的寒热变化　　　　B. 病位的表里变化　　　　C. 疾病的虚实变化
    D. 气血的虚实变化　　　　E. 脏腑的虚实变化

28. 阳盛格阴形成
    A. 真寒假热证　　　　　　B. 真热假寒证　　　　　　C. 表热里寒证
    D. 表寒里热　　　　　　　E. 上热下寒

29. 导致实热证的是

A. 阴偏胜　　　　　　B. 阳偏胜　　　　　　C. 亡阴

D. 阳偏衰　　　　　　E. 亡阳

30. 亡阳时,最多见的症状是

A. 口渴喜饮　　　　　B. 汗出身热　　　　　C. 面色苍白

D. 烦躁不安　　　　　E. 四肢厥冷

A2 型题

31. 2 岁男童。突然发病,头面一身悉肿,尿少,舌苔薄白,脉浮。其病因为

A. 风邪　　　　　　　B. 暑邪　　　　　　　C. 寒邪

D. 湿邪　　　　　　　E. 燥邪

32. 赵先生,40 岁。干咳少痰,痰黏难于咳出,咳甚胸痛,口鼻干燥。其病因为

A. 风邪　　　　　　　B. 暑邪　　　　　　　C. 寒邪

D. 湿邪　　　　　　　E. 燥邪

33. 李女士,24 岁。月经后期,颜色紫黯,有血块,腹部冷痛,喜温,舌黯,脉迟。其病机是

A. 寒凝血瘀　　　　　B. 瘀血阻滞　　　　　C. 热迫血行

D. 脾不统血　　　　　E. 肝不藏血

34. 陈先生,50 岁。关节肿胀,重痛,舌苔腻,脉滑。其病因多为

A. 湿邪　　　　　　　B. 暑邪　　　　　　　C. 寒邪

D. 风邪　　　　　　　E. 燥邪

35. 王女士,20 岁。近日情绪异常,烦躁易怒,头晕胀痛,面红目赤。应考虑

A. 怒则气上　　　　　B. 喜则气缓　　　　　C. 悲则气消

D. 思则气结　　　　　E. 恐则气乱

36. 赵先生,30 岁。脘腹胀满,嗳腐吞酸,上吐下泻。应考虑为

A. 饮食停滞　　　　　B. 饮食不洁　　　　　C. 饮酒过度

D. 饮食偏嗜　　　　　E. 食物中毒

A3 型题

(37~38 题共用题干)

李先生,70 岁。经常出现胸闷,气短,心前区刺痛,疼痛可牵引左上臂内侧。

37. 该病人的病因多为

A. 瘀血　　　　　　　B. 痰饮　　　　　　　C. 结石

D. 湿邪　　　　　　　E. 燥邪

38. 若病人兼有畏寒肢冷,脉沉紧。多属于

A. 寒凝血瘀　　　　　B. 寒痰凝聚　　　　　C. 气滞血瘀

D. 痰湿阻滞　　　　　E. 阳气不足

(39~40 题共用题干)

李女士,35 岁。平素性急易怒,时有胁胀,近日胁胀加重。

39. 该病人疾病病机是

A. 气虚　　　　　　　B. 气闭　　　　　　　C. 气滞

D. 气陷　　　　　　　E. 气逆

40. 若并见舌质瘀斑、瘀点,其病机是

A. 气血两虚　　　　　B. 气虚血瘀　　　　　C. 血随气脱

D. 气滞血瘀　　　　　　　E. 气不摄血

（41~42 题共用题干）

赵先生，20岁。3天前起夜受风，次日晨出现鼻塞、流清涕、喷嚏、恶寒、全身酸痛不适等症状，近日开始出现发热微恶寒，口苦，尿短黄，舌红苔薄黄，脉数。

41. 该病人发病的病因是

A. 风寒　　　　　　　　　B. 风热　　　　　　　　　C. 寒湿

D. 风燥　　　　　　　　　E. 暑热

42. 该病人疾病的病机演变规律是

A. 真寒假热　　　　　　　B. 真热假寒　　　　　　　C. 由寒转热

D. 由热转寒　　　　　　　E. 以上均非

A4 型题

（43~45 题共用题干）

李先生，35岁。2天前因进食路边摊小吃后，出现腹痛腹泻，日泻10余次水样便，经治疗已缓解，刻下口渴心烦，皮肤干瘪，眼窝凹陷，舌淡白苔薄黄，脉细无力。

43. 该病人发病的病因是

A. 寒邪　　　　　　　　　B. 戾气　　　　　　　　　C. 饮食失宜

D. 饮食不洁　　　　　　　E. 饮食偏嗜

44. 该病人疾病病机演变规律是

A. 因实致虚　　　　　　　B. 因虚致实　　　　　　　C. 真虚假实

D. 真实假虚　　　　　　　E. 以上均非

45. 该病人的证候表现是

A. 津亏　　　　　　　　　B. 阴虚　　　　　　　　　C. 亡阴

D. 外燥　　　　　　　　　E. 实热

四、简答题

1. 何谓病因？致病因素包括哪些？
2. 为什么说正气不足是疾病发生的内在因素？
3. 血虚证是如何形成的？血虚证的临床表现有哪些？
4. 如何理解"大实有赢状"？

五、论述题

何谓瘀血？瘀血是如何形成的？瘀血的致病特点和病证特点有哪些？

【参考答案】

一、名词解释

1. 六淫：即风、寒、暑、湿、燥、火六种外感病邪的统称。
2. 七情：是指人的喜、怒、忧、思、悲、恐、惊七种精神情志活动。
3. 痰饮：是水液代谢障碍所形成的病理产物，稠浊者为痰，清稀者为饮。

4. 病机:即疾病发生、发展与变化的机理。

5. 邪之所凑,其气必虚:"凑"即靠拢,引申为侵犯。邪气之所以侵犯人体,是因为人的正气不足的缘故。

6. 阴损及阳:是指阴液亏损较重,累及阳气生化不足,继而形成以阴虚为主的阴阳两虚的病理变化。

7. 阳盛格阴:又称格阴,是指邪热极盛,阳气被郁,深伏于里,不得外达四肢,而格阴于外的一种病理变化。属于真热假寒证。

8. 亡阳:是指在疾病过程中,机体的阳气发生突然性亡脱,而致全身功能突然出现严重衰竭的一种病理变化。

二、填空题

1. 寒邪导致气血凝结阻滞不通,不通则痛

2. 传染性强 易于流行 发病急骤 病情危重 一气一病 症状相似

3. 肝 心 肺 脾 肾

4. 气上 气缓 气消 气下 气乱 气结

5. 邪气 邪气 正气 正气

6. 虚 热 热 虚

7. 滞 逆 陷 闭 脱

8. 宣发 气化

9. 阴阳偏盛 阴阳偏衰 阴阳互损 阴阳格拒 阴阳转化 阴阳亡失

三、选择题

1. D 2. D 3. D 4. A 5. D 6. A 7. C 8. A 9. B 10. B 11. C 12. E
13. A 14. E 15. C 16. D 17. B 18. A 19. D 20. D 21. B 22. A 23. D 24. B
25. E 26. C 27. C 28. B 29. B 30. E 31. A 32. E 33. A 34. A 35. A 36. A
37. A 38. A 39. C 40. D 41. B 42. C 43. D 44. A 45. A

四、简答题

1. 答:病因,即引起疾病的原因。导致疾病发生的原因多种多样,根据现代对病因的分类方法,结合致病因素与发病途径,可将病因分为外感病因、内伤病因、病理产物性病因和其他病因四类。外感病因包括六淫、疠气。内伤病因包括七情内伤、饮食失宜、劳逸过度等。病理产物性病因包括痰饮、瘀血和结石。其他病因包括外伤、寄生虫、胎传、药邪、医过等。

2. 答:正气,即人体的生理功能,主要指其对外界环境的适应能力、抗邪能力以及康复能力,简称为"正"。人体的正气,可以决定疾病的发生。正气不足是发病的内在因素。从疾病的发生看,人体脏腑功能正常,正气旺盛,气血充盈,卫外固密,病邪就难于侵入,即使邪气侵入,亦能驱邪外出,疾病也就无从发生。只有在人体正气相对虚弱,卫外不固,抗邪无力的情况下,邪气方能乘虚侵入,使人体阴阳失调,脏腑功能紊乱,而发生疾病。

3. 答:多由于失血过多,新血未能及时补充;或因脾胃虚弱,饮食营养不足,生化血液功能减退,致血液化生不足;或慢性疾病,久病不愈,致营血暗耗;或肾精亏损,精不化血等;或瘀血阻滞,新血不生,而致血虚。血虚常表现为头晕健忘、形体消瘦、失眠多梦、心悸、唇甲淡白无华

等为主要特征。

4. 答："大实有羸状"是指病机的本质为"实"，但表现出"虚"的临床现象。一般是由于邪气亢盛、结聚体内、阻滞经络、气血不能外达所致，故真实假虚又称为"大实有羸状"。

五、论述题

答：瘀血是体内血运失常，血液停滞而形成的病理产物，包括血行不畅，停滞于经脉或脏腑组织内的血液，以及体内瘀积的离经之血。

（1）瘀血的形成原因：主要有以下两方面的原因：一是气虚、气滞、血寒、血热等原因，使血行不畅而瘀滞。气为血之帅，气虚或气滞，无力推动血液的正常运行；或寒邪客于血脉，使经脉挛缩，血液凝滞不畅；或热入营血、血热搏结等，均可形成瘀血。二是因内外伤出血所致，气虚失摄或血热妄行等原因，造成血离经脉，积存于体内而形成瘀血。

（2）瘀血的致病特点

1）阻滞气机：瘀血形成，失去其正常的濡养作用，阻滞于局部，影响气的运行，故有"血瘀必兼气滞"之说。气机的郁滞，又可导致血行更加不畅，从而形成血瘀气滞、气滞血瘀的恶性循环。

2）阻碍血行：瘀血为有形之实邪，无论是瘀滞脉内，还是停积脉外，均可导致局部或全身的血液运行失常，从而影响脏腑的功能活动。

3）影响生血：瘀血阻滞体内，失去了对机体的濡养和滋润作用。瘀血日久不散，会影响气血的运行，脏腑失于濡养而功能失常，影响新血的生成，故有"瘀血不去，新血不生"之说。

（3）瘀血的病证特点

1）疼痛：一般表现为刺痛，痛有定处，拒按，且夜间更甚，或久痛不愈，反复发作。

2）肿块：瘀血积于体表者可见局部青紫肿胀，积于体内则成癥块，按之有形而质硬，有压痛，推之不移。

3）出血：瘀血所致的出血量少而不畅，血色多呈紫黯，或有瘀血块。

4）皮肤：可见面色、口唇、肌肤、爪甲青紫，久瘀则面色黧黑、肌肤甲错等。

5）舌脉：舌质紫黯或有瘀斑、瘀点，或舌下青筋暴露；脉象常见细涩，沉弦或结代等。

（周少林）

第五章 养生、预防、治则与康复

【内容要点】

1. 概念

（1）养生：又名摄生、道生、保生等，即保养身体之谓。

（2）天年：人的自然寿命，亦即天赋之年寿。

（3）形与神：形，即人的形体；神，主要指人的精神活动。

（4）预防：是指采取各种防护措施，防止疾病的发生与发展。

（5）治则：即治疗疾病的法则。

（6）治病求本：是指治疗疾病时，必须抓住疾病的本质，并针对疾病的本质进行治疗。

（7）标与本：标，指表象；本，指本质。

（8）正治：是指逆其证候表现而治的一种常用治疗方法，又称"逆治"。

（9）反治：是指在病证的临床表现与本质相反的情况下，顺从疾病的假象而治的一种治疗方法，又称"从治"。

（10）同病异治：是指同一疾病，在发生发展变化的过程中，出现不同性质的证候，可采用不同的方法进行治疗。

（11）异病同治：是指不同的疾病，在发生发展变化的过程中，出现同一性质的证候，可采用相同的方法进行治疗。

（12）康复：是指促进伤残、病残、慢性病、老年病、急性病缓解期等疾病的恢复。

2. 养生就是根据生命发展的规律，采取能够保养身体，减少疾病，增进健康，延年益寿的手段，所进行的保健活动，是通过养精神、调饮食、练形体、慎房事、适寒温等方法实现的。

3. 养生要遵从顺应自然、形神共养、调养脾胃、保精护肾等方面的基本原则，要根据具体体质有针对性的进行调节。

4. 深入领会预防思想的两个要点，即未病先防和既病防变。要培育正气，提高抗病能力，从调摄精神、加强锻炼、顺应自然、注意饮食起居、药物预防及人工免疫等方面入手。同时还要防止病邪的侵害。既病防变就是要早期诊断，早期治疗，以防止疾病的发展与传变。

5. 治则与治法不同，治则是用以指导治疗方法的总则，而治法是在治则指导下制订的治疗疾病的具体方法，是治则的具体化。

【重点和难点解析】

1. 传变　所谓"传变"，一般认为"传"是指病情循着一定的趋向发展，"变"是指病情在某些特殊条件下发生性质的改变。传变是疾病本身发展过程中固有的阶段性的表现,也是人体脏腑经络病变依次递传的表现。疾病传变是指疾病的传变规律和过程。转化和传变不同,转化是指两种性质截然相反的病理变化之间的互相转变,如阴证和阳证、表证和里证、寒证和热证、虚证和实证之间的互相转化。而传变,则是指脏腑组织病变的转移变化。人是一个有机的整体,表里上下、脏腑组织之间,有经络气血相互沟通联络,某一部位或某一脏腑的病变,可以向其他部位或其他脏腑传变,引起疾病的发展变化。

2. "治未病"的意义　治未病是采取预防或治疗手段,防止疾病发生、发展的方法。也是中医治则学说的基本法则。包括未病先防、已病防变、已变防渐等多个方面的内容。即:防病于未然,强调摄生,预防疾病的发生;既病之后防其传变,强调早期诊断和早期治疗,及时控制疾病的发展演变。

3. 治则与治法　治则是用以指导治疗方法的总则,而治疗方法是治则的具体化,治法是从属于治则的。例如,疾病的发生、发展,都是由正邪双方力量的消长而决定的,正胜邪却则疾病向愈,邪胜正衰则病势加重。因此,扶正祛邪就是治疗疾病必须遵循的一个重要法则。在这一原则的指导下,根据具体病情,所采取的滋阴、补阳、益气、养血等治法,就是扶正的具体方法;而发汗、清热、攻下等治法,则是祛邪的具体方法。

4. "虚"与"实"　中医所说的"虚",指正气虚;"实",指邪气实。扶正,即扶助正气、增强体质、提高抗病能力的一种治疗原则,主要适用于以正虚为主要矛盾,而邪气也不盛的虚性病证。祛邪,即祛除邪气,削弱或祛除病邪的侵袭和损害的一种治疗原则,主要适用于邪实为主要矛盾,而正气未衰的实性病证。临床运用时,要在"扶正而不留邪,祛邪而不伤正"的原则下,根据正邪盛衰具体情况而采取扶正祛邪、祛邪扶正、攻补兼施等法。

5. 反治与正治　根据"治病求本"的治疗原则,治疗疾病必须"求本",从错综复杂的寒热虚实真假症状中找到病证的本质,然后针对本质进行治疗,施予与病证本质性质相逆的治法和方药,既然治疗是在已经辨清病证本质之后进行的,并且只能是逆其本质来立法处方用药,那么不论疾病有无假象,只要抓住了本质,就是把握住了治疗的关键。从这个角度来认识正治与反治,应该说两者是不存在区别的。正治与反治,仅仅是在针对本质治疗时反映出来的治法性质与疾病现象真假关系上相逆或相从的两种表现形式。当疾病的本质与现象一致时,治法性质既然与本质相逆,必与现象相反;而当疾病的本质与现象不完全一致,即出现了某些假象时,则治法性质虽然仍与本质相逆,但却与假象相从(一致)。所以,从治病求本的治疗法则而言,把治法性质与疾病假象之间的逆从关系作为反治含义的主旨,意义不是很大。其实,强调反治的真正意义,表现在诊断辨证方面,主要是提示辨证须仔细,不要被假象迷惑,要透过现象(假象)找到本质,务求"治病求本"。

6. "阳中求阴,阴中求阳"与"阴阳并补"　根据阴阳互根互用的原理,一方能促进另一方的化生与壮大,因此,在治疗阴或阳的偏衰时,常酌情使用补益偏衰之反方的药物,借其阴阳互生之机,促进偏衰一方的恢复。如阴偏衰时,可在大队滋阴药中适当佐入温阳或益气药,以"阳中求阴",使"阴得阳生而源泉不竭"。在治疗阳偏衰时,可在大队温热药中适当加入滋阴药,以"阴中求阳",使"阳得阴助而生化无穷"。需要指出的是,这里的滋阴药中加入温阳之品、温阳药中加入滋阴之品,并不是因为有阳虚或阴虚存在。加入温阳药,是鼓舞阳气以生阴液;加入滋阴之品,是为巩固阳气赖以产生的根基。阴阳并补适用于阴阳俱虚,但有先虚、主次轻重之别。阴损及阳,其阴亏为主为重,阴阳兼补,当以滋阴为主,在滋阴的基础上,酌配温润助阳之品,以求其阴阳并补。阳损及阴,其阳虚为主为重,阴阳兼补,当以温阳为主,在温助阳气的基础上,配合滋阴。

【方法指津】

1. 学习掌握中医治疗的思维方法,中医学从整体观念、恒动观念出发,以辨证论治为手段,充分发挥机体的自我调节机制,以恢复阴平阳秘、内外和谐的生态平衡。中医学的思想内容丰富,如整体调治、不治已病治未病、治病求本等。学习中医养生、预防、治则与康复,必先学习培养中医治疗思维方法,牢固树立中医治疗观。

2. 温故而知新,新旧知识有机结合,如中医学的基本特点之一"整体观念"中,便讲了人与自然是一个统一的整体,这个知识点理解了,本章中养生原则"顺应自然"便是顺理成章的领会。"寒者热之""热者寒之""虚者补之""实者泻之"等治法,都是建立在阴阳对立制约基础之上的。

3. 字斟句酌,中医名词术语较多,内容较抽象,初学者必须注重对关键字词和句子的逐字逐句地理解和背诵,宁涩勿滑。如"养生",人们对这个词很熟悉,但很少有人能讲清什么是养生,如何养生。同学们只有深刻的理解中医术语,才能有所悟,有所得。

【测试习题】

一、名词解释

1. 体质
2. 正治
3. 异病同治
4. 治未病
5. 康复

二、填空题

1. 既病防变包括_____、_____两方面内容。

2. _____是确立治则的前提和基础,治法总是从属于一定的_____。

3. 正治与反治都是针对疾病的_____而治的,同属于_____的范畴。

4. 虚损病证表现虚候,用补益功用的药物来治疗它,被概括称为_____,此属于_____的范畴。

5. 阳损及阴者,常表现为以_____为主的阴阳两虚证,在治疗方法上应当_____、_____。

6. 根据_____来制订适宜的_____,这种原则称为"因地制宜"。

7. 人类生命的自然规律是"_____、_____、_____、_____、_____"。

8. 所谓治未病,包括_____和_____两方面的内容。

9. 肝属木,性喜_____,情志之伤易致肝郁,故宜以_____之法以解其郁结,即是顺应其生理特性。

三、选择题

A1 型题

1. 奠定了养生学理论基础的著作是
   A.《左传》   B.《山海经》   C.《黄帝内经》
   D.《吕氏春秋》   E.《养生论》

2. 在饮食养生中,饮食三宜是指
   A. 食宜少,食宜凉,食宜细嚼细咽   B. 食宜少,食宜甜,食宜细嚼细咽
   C. 食宜少,食宜甜,食宜润   D. 食宜咸,食宜润,食宜凉
   E. 食宜软,食宜温,食宜细嚼细咽

3. 以下属于治则的是
   A. 解表   B. 温中   C. 和解
   D. 消瘀   E. 以上都不是

4. 所谓"从治"是指
   A. 寒者热之   B. 热者寒之   C. 虚则补之
   D. 实则泻之   E. 以上都不是

5. 下列属于反治法的是
   A. 虚则补之   B. 实则泻之   C. 热者寒之
   D. 寒者热之   E. 通因通用

6. 下列不属于扶正法的是
   A. 益气   B. 养血   C. 滋阴
   D. 清热   E. 补阳

7. 中医治疗疾病的根本原则是
   A. 调整阴阳   B. 治病求本   C. 扶正祛邪
   D. 同病异治   E. 异病同治

8. "热者寒之,寒者热之"是根据阴阳哪种关系确立的
   A. 制约   B. 互藏   C. 互根
   D. 消长   E. 转化

9. "见肝之病,知肝传脾"属于
   A. 既病防变   B. 未病先防   C. 标本兼治
   D. 预防为主   E. 三因制宜

10. 治疗血虚证病人,配入补气药物,机制是
    A. 气能生血   B. 气能行血   C. 气能摄血
    D. 血能养气   E. 血能载气

A2 型题

11. 王先生,63 岁。素体气虚,反复感冒,治之以益气解表,以标本先后缓急治则思想言之,属于
    A. 标急则先治其标   B. 本急则先治其本   C. 标缓则先治其本
    D. 本缓则先治其标   E. 标本兼治

12. 陈先生,56 岁。身热面赤、口干舌燥、手足心热、脉虚大,可用加减复脉汤甘润滋阴。

此为"阳病治阴","治阴"指

    A. 温散阴寒   B. 发表散寒   C. 滋阴制阳

    D. 扶阳消阴   E. 阴阳并补

13. 王先生,45岁。脚软身冷、阳痿、少腹拘急、小便清长,舌淡体胖、脉沉细数等。医生给予"益火之源,以消阴翳"的治法,可见此证为下列何项病机变化

    A. 阴偏盛   B. 阴偏衰   C. 阳偏衰

    D. 阴虚致阳亢   E. 阳虚致阴盛

14. 章先生,69岁。四肢乏力、头晕、呼吸短促、动则汗出,辨为气虚证,当治以补气,一般认为当以何脏腑为其重点

    A. 肺与大肠   B. 心与小肠   C. 脾与胃

    D. 肝与胆   E. 肾与膀胱

15. 王先生,65岁。身半以下肿甚,手足不温,口中不渴,胸腹胀满,大便溏薄,舌苔白腻,脉沉弦而迟,辨为脾虚湿阻之证。根据脏性喜恶的理论,对于此证,适宜的治法是

    A. 甘寒生津   B. 降逆和胃   C. 清热利湿

    D. 甘温燥湿   E. 滋阴养血

16. 李女士,65岁。咳嗽、咳痰,医师开出了三拗汤,而未用含生石膏的麻杏石甘汤。因时为寒冬,在寒冷的季节里应慎用寒性药物,此用药戒律称为

    A. 热因热用   B. 寒因寒用   C. 寒者热之

    D. 用寒远寒   E. 用热远热

17. 李女士,34岁。面赤,下利清谷,手足厥逆,脉微欲绝,身反不恶热,以通脉四逆散治之。可见中医治疗疾病的根本原则是

    A. 治病求本   B. 调理气血   C. 扶正祛邪

    D. 标本缓急   E. 因人因地制宜

18. 李某,体质为平和质,春季起居应

    A. 早卧早起   B. 早卧晚起   C. 夜卧早起

    D. 夜卧晚起   E. 以上均不对

19. 陈先生,63岁。肝硬化,在饮食调养方面,尤其应该

    A. 忌食脂肪   B. 忌食咸食   C. 戒酒

    D. 忌食甜食   E. 戒烟

20. 董女士,40岁。近半年来,常感腰膝酸软疼痛,耳鸣,健忘,失眠,月经量逐渐减少,形体消瘦,口燥咽干,五心烦热,夜间盗汗,舌红少津,脉细数。应选何治则

    A. 补气   B. 补血   C. 补阳

    D. 补阴   E. 气血双补

A4 型题

(21~23 题共用题干)

李女士,42岁。2个月余未见月经,头晕目眩,心悸气短,神疲肢倦,食欲缺乏,舌淡,苔薄白,脉沉缓。

21. 此病证应选何种治则

    A. 泻其有余   B. 补其不足   C. 开宣肺气

    D. 化湿和胃   E. 疏肝理气

22. 医师处方中用了较多补气养血药,这属于下列哪种治法
    A. 塞因塞用　　　　　　B. 寒因寒用　　　　　　C. 寒者热之
    D. 用寒远寒　　　　　　E. 用热远热

23. 此病人适用以下哪种食疗方法
    A. 多食梨、西瓜、荸荠等　　　　　B. 多食空心菜、生萝卜等
    C. 多食山楂、醋、玫瑰花等　　　　D. 多食黄豆、桂圆、白扁豆、鸡肉等
    E. 多食韭菜、辣椒等

(24~25 题共用题干)

王女士,79 岁。四肢厥冷,恶寒,而口渴,胸腹灼热,烦躁不宁,舌红苔黄,脉弦数。

24. 此为何种病证
    A. 寒热错杂　　　　　　B. 真热假寒　　　　　　C. 真寒假热
    D. 阴盛阳虚　　　　　　E. 阴盛则寒

25. 可用下列哪种治法
    A. 热因热用　　　　　　B. 寒因寒用　　　　　　C. 寒者热之
    D. 用寒远寒　　　　　　E. 用热远热

四、简答题

1. 简述养生的基本原则。
2. 简述未病先防的概念及含义。
3. 治则与治法有何区别与联系?

五、论述题

顺应自然是养生的原则,试述其内涵。

【参考答案】

一、名词解释

1. 体质:是指人体禀赋于先天,受后天多种因素影响,在其生长发育和衰老过程中,所形成的形态上和心理,生理功能上相对稳定的特征。

2. 正治:是逆其证候表现而治的一种常用治疗方法,又称"逆治"。

3. 异病同治:即不同的疾病,在发生发展变化的过程中,出现同一性质的证候,可采用相同的方法进行治疗。

4. 治未病:就是采取一定措施,防治疾病的发生和发展。包括未病先防和既病防变两个方面。

5. 康复:是指促进伤残、病残、慢性病、老年病、急性病缓解期等疾病的恢复。

二、填空题

1. 早期诊治　防止传变
2. 辨证　治则

3. 本质 治病求本

4. 虚则补之 正治

5. 阳虚 扶阳为主 佐以滋阴

6. 不同的地域环境特点 治则与方药

7. 生 长 壮 老 已

8. 未病先防 既病防变

9. 条达 疏肝行气

三、选择题

1. C 2. E 3. E 4. E 5. E 6. D 7. B 8. A 9. A 10. A 11. E 12. C
13. E 14. C 15. D 16. D 17. A 18. C 19. C 20. D 21. B 22. A 23. D 24. B
25. B

四、简答题

1. 答:

养生的基本原则有:①顺应自然。人禀天地之气而成,并与自然界息息相通。顺应自然变化规律,人体的各种生理活动才能节律稳定而有序,阴阳才能平衡协调,人体的健康才能维系。②形神兼养。人的形体与精神活动密不可分,形为神之基,神为形之主,形者神之质,神者形之用;无形则神无以生,无神则形无以统,两者相辅相成,不可分离。③保精护肾。肾藏精,为先天之本,水火之宅,是元气、阴精的生发之源,它主持人体的生长、发育和生殖,与人的生命过程密切相关,肾中精气的盛衰,决定人的生长发育以及衰老过程,因此保精护肾是增强体质、保持健康的重要环节。④调养脾胃。脾胃为后天之本、气血生化之源、气机升降之枢纽,脾胃功能的强盛是生命活动的重要保证。五脏六腑、四肢百骸无不依赖脾胃运化而来的精微物质的充养,脾胃健运,则精微物质源源不断地产生,输送到全身,滋养五脏六腑、四肢百骸。若脾胃运化功能失常,精微物质不能化生和输布,脏腑得不到滋养而不能发挥正常功能活动,则会导致疾病。因此,调养脾胃是养生的重要原则。

2. 答:未病先防,就是在疾病未发生之前,采取各种措施来防止疾病的发生。疾病的发生,关系到邪正两个方面。正气不足是疾病发生的内在原因,邪气是疾病发生的重要条件,邪正的盛衰变化决定疾病发生、发展和变化的全过程。因此,未病先防必须从增强人体正气、提高抗病能力和防止病邪侵害两方面入手,阻止疾病的发生。

3. 答:治则与治法不同,治则是用以指导治疗方法的总则,而治法是在治则指导下制订的治疗疾病的具体方法,是治则的具体化。治法是从属于治则的。

五、论述题

答:人与天地相参,与日月相应。人以天地之气生,四时之法成。自然界是万物赖以生存的基础,为人类提供了各种生存的物质和条件,人与之息息相通。四时气候、昼夜晨昏、日月运行、地理环境等自然界的变化也直接或间接地影响人体。人类在长期进化过程中,五脏功能盛衰的生理变化顺应天地自然规律的变化,并形成了与之同步的节律性变化及自我调适的能力。顺应自然变化规律,人体的各种生理活动才能稳定而有序,阴阳才能平衡协调,人体的健康才能维系。若违背自然规律,人体各种生理活动的节律紊乱无序,阴阳失调,适应外界变化和抵御外邪能力减弱,则易患各种疾病。顺应自然,保健养生的原则来源于中医天人相应的基本理论。顺应自然,强调了人与环境的统一性。人体生存的环境包括自然环境和社会环境,人不仅有自然属性,还有社会属性,社会因素可以通过对人的精神状态和身体素质的作用而影响人类健康。顺应自然的养生原则,不仅要求人的各种活动都应顺应自然界的变化,还包括与社会环境的协调一致,才能养生防病、延年益寿。

（张立峰）

第六章　诊法与辨证

【内容要点】

1. 概念

（1）痄腮：腮部以耳垂为中心肿起，边缘不清，皮色不红，疼痛或触之有痛感，多为双侧，不会化脓，为痄腮，是温毒入侵所致。

（2）斑：色深红或青紫，点大成片，平铺于皮肤，抚之不碍手，压之不退色。

（3）疹：色红或白，点小如粟，或如花溺，高出皮肤，抚之碍手，压之退色。

（4）腻苔：苔质颗粒细小、质地致密、紧贴舌面，揩之不去，刮之不易脱落者，称为腻苔。

（5）谵语：神识不清，语无伦次，声高有力，属热扰心神之实证。

（6）郑声：神识不清，语言重复，时断时续，语声低弱模糊，属心气大伤、精神散乱之虚证。

（7）主诉：病人就诊时所陈述的最感痛苦的症状、体征及持续时间。

（8）自汗：日间汗出不止，活动之后更甚者为自汗，多因阳气虚损、卫阳不固。

（9）盗汗：睡时汗出，醒则汗止者为盗汗，多属阴虚内热或气阴两虚证。

（10）除中：久病重病、厌食日久者，突然思食、索食、多食，多为脾胃之气将绝之"除中"。

（11）斜飞脉：脉不见于寸口，而从尺部斜向手背，为斜飞脉。为桡动脉解剖位置的变异，不属于病脉。

（12）反关脉：脉出现在寸口的背侧，为反关脉。为桡动脉解剖位置的变异，不属于病脉。

（13）八纲：即指阴、阳、表、里、寒、热、虚、实八个辨证的纲领。

（14）肝风内动证：泛指病人出现眩晕欲仆、抽搐、震颤等具有"动摇"特点为主的一类证候，属内风。临床常见有肝阳化风、热极生风、阴虚动风和血虚生风。

2. 假神及其临床意义　假神是垂危病人出现精神暂时"好转"的假象。假神的表现是：久病重病之人，本已失神，但突然精神转佳，目光转亮，言语不休，想见亲人；或病至语声低微断续忽而清亮起来；或原来面色晦黯突然颧赤如妆，原来毫无食欲，忽然食欲增强。这是由于精气衰竭已极，阴不敛阳，以致虚阳外越，暴露出一时"好转"的假象，是临终前的预兆。古人比喻为"残灯复明""回光返照"。临床上见于阴阳即将离绝的危候。

3. 赤色主热证　有虚实之分。热为阳邪，阳主动，气血得热则行，热盛则血脉充盈，血色上荣，故面色赤红，临床上，阳盛之外感发热，或脏腑实热，可见满面通红；阴虚火旺的虚热证，可见两颧潮红娇嫩。倘若久病重病病人，面色苍白，却时而泛红如妆，嫩红带白，游移不定，多为虚阳浮越之"戴阳证"，属真寒假热之危重证候。

4. 斑与疹的区别　斑和疹都是全身性疾病过程中显现于皮肤的一个症状。从肌肉而出为斑,从血络而出为疹。斑色红,点大成片,平摊于皮肤下,摸之不碍手,由于病机不同,而有阴斑与阳斑之分。疹形如粟粒,色红而高起,摸之碍手。由于病因不同,故有麻疹、风疹、隐疹之别。

5. 正常舌象的特点 舌色淡红鲜明,舌质滋润,舌体不大不小,柔软运动灵活;舌苔薄白均匀而润。即"淡红舌,薄白苔"。

6. 自汗、盗汗、战汗的特点及其临床意义 自汗是醒时出汗,活动益甚,多见于气虚、阳虚而表卫不固证候。盗汗是寐中出汗,醒后即止,多见于阴虚内热证,或气阴两虚证,或湿热内伏证。战汗是在病证沉重时,先见全身恶寒战栗,继而汗出,多在邪正相争,病变发展的转折关头出现。若汗出热退,脉静身凉,是邪去正安的佳象;若汗后仍烦躁不安,脉来疾急,为邪胜正衰的危候。

7. 阴虚、湿热、痰饮、瘀血等证之渴不多饮的临床特点 阴虚证常见口咽干燥而不多饮,夜间尤甚,兼潮热、盗汗、颧红、舌红瘦少津等症。湿热证常见口渴而饮水不多,兼见头身困重、身热不扬、脘闷苔黄腻等症。痰饮证常见渴喜热饮、饮量不多,或饮后复吐,多兼头晕目眩、呕吐清水等症。瘀血证常见口干,但欲漱水而不欲咽,每兼局部刺痛、舌质瘀紫、脉涩等症。

8. 正常脉象的特点 又称平脉,平脉形态是三部有脉,一息四至(闰以太息五至,相当于72~80次/min),不浮不沉,不大不小,从容和缓,柔和有力,节律一致,尺脉沉取有一定力量,并随生理活动和气候环境的不同而有相应正常变化。这些特征在脉学中称为有胃、有神、有根,反映了机体气血充盈、脏腑功能健旺、阴阳平衡、精神安和的生理状态,是健康的标志。

9. 结脉、促脉、代脉的异同 二十八脉中节律不齐的脉象有结脉、促脉、代脉三种脉象。结脉,脉来缓而时有一止,止无定数,主阴盛气结、寒痰血瘀和癥瘕积聚。促脉,脉来数而时有一止,止无定数,主阳盛实热,气血痰食停滞,亦主肿痛。代脉,脉来一止,止有定数,良久方来,主脏气衰微,亦可见于风证痛证、七情惊恐、跌打损伤等。

10. 八纲及八纲辨证 八纲,即阴、阳、表、里、寒、热、虚、实八个辨证纲领。八纲辨证是指根据望、闻、问、切的各种病情资料,运用八纲进行分析综合,从而辨别病变部位的深浅、疾病性质的寒热、邪正斗争的盛衰和疾病类别的阴阳作为辨证的纲领,称之为八纲辨证。

11. 肾阴不足与肾阳不足的临床表现 肾阴不足:面白颧赤,唇若涂丹,口燥,舌干红无苔,咽干心烦,耳鸣头晕,腰腿酸软无力,骨蒸盗汗,多梦遗精,手足心热,大便干结,舌红少苔,脉数无力等。肾阳不足:面色白,唇舌色淡,咳喘身肿,肢冷便溏,或见五更泄泻,阳痿精冷,两足痿弱,脉大无力等。

12. 肝风内动的常见证型 肝风内动的常见证型有肝阳化风、热极生风、阴虚动风、血虚生风四种。肝阳化风以素有肝阳上亢以及突然出现肝风内动、上扰头目的征象为特征:眩晕欲仆,头痛如掣,肢体麻木或震颤,舌体颤动,舌红,脉弦细数。甚则卒然昏仆,舌强不语,口眼㖞斜、半身不遂,则为中风。热极生风以高热与肝风共见为特征:高热烦躁,神识昏迷,抽搐项强,甚则角弓反张、两目上翻,舌红苔黄,脉弦数。阴虚动风,多见于热病后期及内伤久病,阴液亏虚而发病者,以阴虚伴有手足蠕动为特征。血虚生风,多由出血过多或久病血虚所引起,以血虚兼筋脉失养为主要特征:肢体麻木,手足震颤,或筋脉拘急。

13. 肾精不足的主要临床表现 肾精不足表现为:小儿发育迟缓,身体矮小,智力迟钝,囟门迟闭,骨软。成年则多见早衰,发脱齿摇。肾主生殖,肾精亏损,可见男子精少不育,女子经闭不孕,性功能减退。

【重点和难点解析】

1. 失神分虚实

（1）精亏神衰失神：精神萎靡，面色无华，两目晦黯，呼吸气微或喘促，语言错乱，形体羸瘦，动作艰难，反应迟钝，甚则神识不清。提示正气大伤、精气亏虚，属病重。

（2）邪盛神乱失神：壮热烦躁，四肢抽搐，或神昏谵语，循衣摸床，撮空理线，或卒倒神昏，两手握固，牙关紧急。提示邪气亢盛，热扰神明，邪陷心包，或肝风挟痰蒙蔽清窍，阻闭经络，属病重。

2. 假神与重病病情好转的区别　假神是久病重病之人，某些症状突然好转，为时短暂，与疾病本质不相符，如原来面色晦黯，突然颧赤如妆；原来目黯睛迷，突然目光转亮等。而重病病情好转是一个机体逐渐恢复的过程，与病情本质一致。前者是局部突然好转，后者是整体逐渐好转。

3. 萎黄、黄胖、黄疸的辨别　面色淡黄，枯槁无光，称"萎黄"。常见于脾胃气虚、气血不足者。面黄虚浮，称为"黄胖"，多是脾气虚衰、湿邪内阻所致。若面目一身俱黄，称为"黄疸"。黄疸又因病因不同而有"阴黄""阳黄"之分，黄而鲜明如橘子色者，属"阳黄"，为湿热熏蒸之故；黄而晦黯如烟熏者，属"阴黄"，为寒湿郁阻之故。

4. 数、滑、疾三种脉象的区别和主病　数、滑、疾三种脉象的区别在于：数脉、疾脉以至数言，而滑脉则以形、势言。滑脉往来流利，如珠走盘，应指圆滑，似数而非数，其脉率不快，一般仍一息四至；而数脉则一息五至以上（相当于每分钟脉搏在90~120次）；疾脉脉率更快，一息七至八至（相当于每分钟脉率在120~140次）。滑脉主痰饮、食滞和实热。数脉可见于热证，有力为实热，无力为虚热，亦可见于虚阳外浮所致的病证。疾脉主阳极阴竭和元气将脱之证。

5. 弦、长、紧三脉脉象上的异同点及其主病　弦、长、紧三脉均搏指有力，而弦脉与长脉，均首尾端正，直起直落，指下挺然。所不同者：弦脉虽端直以长，但其长度不超过本部，按之如按琴弦，紧张度大于长脉。长脉首尾端直，其长度超过本部，如循长竿，长而不急，其紧张度小于弦脉、紧脉。紧脉的紧张度最大，脉来绷急，左右弹指，如按转索，而无直起直落之感，其脉形亦大于弦脉。弦脉主肝胆病、诸痛，痰饮、疟疾。长脉主肝阳有余，阳盛内热等有余之证。紧脉主痛、宿食和寒证。

6. 寒邪客肺证与风寒束肺证、风寒表证的不同　寒邪客肺证，是寒邪直接犯肺所引起；风寒束肺证是外感风寒、肺气被束所引起。两者皆以咳嗽、痰稀色白为主症，所不同者，主要在于前者咳嗽较剧，不发热而寒象明显；后者咳嗽较缓，并兼恶寒发热等表证。风寒束肺证、风寒表证在临床表现上虽然非常相近，但辨证要点各有侧重。风寒束肺证以咳嗽为主症，兼见风寒表证且表证一般较轻，有时甚至不太明显；风寒表证是由于风寒客表，卫阳被遏，以恶寒发热为主症，咳嗽为次，这是两者的主要区别。

7. 脾气虚证与脾虚下陷证的联系与区别　两者都属脾气虚范畴，因而在临床上都有脾失健运及气虚的证候，如食少纳呆、腹胀便溏、神疲乏力、少气懒言等。但脾气下陷多由脾气虚发展而来，其临床表现以脾气亏虚、升举无力反而下陷为特征，出现内脏下垂，如脱肛、子宫下垂等症。两者虽都是脾气虚损的病变，但脾气虚证仅影响脾主运化的功能，其病机较单一，脾虚下陷证可以有脾的运化功能失常,但主要是脾主升清功能失常,其病机较为复杂。可以说脾气虚证是脾虚下陷证的病理基础,脾虚下陷证是脾气虚证的进一步发展,或是脾气虚的特殊表现形式。

8. 肾阳虚与肾气不固证的鉴别　两者虽均表现为肾脏功能的衰退和腰膝酸软,但前者是肾阳不足、温煦无力、虚寒内生、气化失司所致。其证候为全身寒象,如腰膝冷痛;生殖功能衰退,如女子宫寒不孕,男子阳痿不育;水液代谢障碍,水邪泛滥而致水肿,以腰以下为甚;火不生土,脾失健运所致的久泄不止,完谷不化,或五更泄泻等表现为特征。肾气不固主要是由于肾的封藏固摄功能减退所致,具体表现为:精关不固而为滑精、早泄;带脉不固致带下清稀;膀胱失约而小便失禁、遗尿,或尿后余沥,或夜尿频多;胎元不固致胎动易滑;冲任不固可致月经淋漓不断,甚至崩漏。

9. 心脾两虚与心肾不交引起失眠的鉴别　前者睡后易醒,兼见心悸乏力、舌淡脉虚等心血不足、脾虚失运的症状,见于病久失调,或劳倦思虑,或久病失血所致。后者虚烦不寐,不易入睡,甚则彻夜不寐,兼见心烦多梦、潮热盗汗、腰膝酸软、舌红脉细数等心火亢、肾水亏的症状。

10. 六经、卫气营血和三焦辨证与八纲辨证的关系　八纲辨证是各种辨证的总纲。就证候而言,六经辨证以表里定病位,寒热辨病性,虚实察正邪,阴阳分类别。三阳病多属表、实、热证;三阴病多属里、虚、寒证。六经辨证的全过程均贯穿着八纲辨证基本内容。卫气营血和三焦辨证的整个过程也体现八纲精神。如:卫分证与上焦肺经病证,为病邪在表;气营、血分证与中焦、下焦病证,为病邪在里,又有虚实之分。就传变而言,都遵循由表入里的传变规律。由此可见八纲统领六经、卫气营血和三焦辨证。它们之间的关系,是共性与个性的关系。

【方法指津】

1. 中医诊断的基本原理

(1)司外揣内:外,指疾病表现于外的症状、体征;内,指脏腑等内在的病理本质。就是说通过诊察其反映于外部的现象,便有可能测知内在的变动情况。

(2)见微知著:微,指微小、局部的变化;著,指明显的、整体的情况。见微知著,是指机体的某些局部,常包含着整体的生理、病理信息,通过微小的变化,可以测知整体的情况。

(3)以常衡变:常,指健康的、生理的状态;变,指异常的、病理的状态。以常衡变,是指在认识正常的基础上,发现太过、不及的异常变化。不同的色泽,脉象的虚、实、细、洪,都是相对的,是通过观察比较而做出判别。诊断疾病时,一定要注意从正常中发现异常,从对比中找出差别,并进而认识疾病的本质。

2. 中医诊断的基本原则

(1)整体审察:诊断疾病时要考虑整个人体与自然环境的关系。即要把病人的局部病变看成是病人整体的病变,既要审察其外,又要审察其内,还要把病人与自然环境结合起来加以审察,才能做出正确的诊断。

(2)诊法合参:望、闻、问、切四诊各具有独特的作用,又都有局限性,不能互相替代。必须四诊并用才能全面收集辨证论治所需的各方面资料。

（3）病证结合：病是对病症的表现特点与病情变化规律的概括。证，即证候，则是对病变发展某一阶段病人所表现出一系列症状进行分析、归纳、综合，所得出的有关病因、病性、病位等各方面情况的综合概括。一个病可以有几种不同的证候；而一个证候亦可见于多种病。诊断要明确所患疾病及所属证候，把辨病与辨证结合起来。通过辨别病证，认识疾病的本质，即所谓"辨证求因"。

【测试习题】

一、名词解释

1. 常色
2. 痄腮
3. 斑
4. 谵语
5. 潮热
6. 盗汗
7. 除中
8. 八纲

二、填空题

1. 望神的主要内容有_____、_____、_____、_____。
2. 青色的主病为_____、_____、_____、_____。
3. 中国人的常色为_____、_____。
4. 小儿发病囟门高突为_____、囟门下陷为_____。
5. 目与脏腑相关部位是：黑珠属肝为_____；白睛属肺为_____；瞳仁属肾为_____；两眦血络属心为_____；眼睑属脾为_____。
6. 痰白滑而量多，易咳出者属_____。
7. 正常舌象为_____、_____。
8. 舌尖候_____、舌中候_____、舌边候_____、舌根候_____。
9. 淡白舌多主_____、_____。
10. 喘以_____、_____为主，哮以_____为特征。
11. 寒热常见的类型有_____、_____、_____、_____。
12. 病人日间出汗，活动尤甚，称为_____。
13. 平脉的特点是_____、_____、_____。
14. 滑脉的特点_____、_____。
15. 表里是辨别_____的纲领，寒热是辨别_____的纲领，虚实是辨别_____的纲领，阴阳是辨别_____的纲领。
16. 生长发育迟缓、早衰，生育功能低下，应辨为_____证。

三、选择题

A1 型题

1. 医生在临床应当
   A. 重视舌诊　　　　　　B. 四诊并用　　　　　　C. 仔细询问
   D. 精于脉诊　　　　　　E. 精于望诊

2. 久病重病病人,突然精神好转,面色无华而颧赤如妆,食欲大增,言语不休,为
   A. 得神　　　　　　　　B. 少神　　　　　　　　C. 假神
   D. 失神　　　　　　　　E. 神乱

3. 面目一身俱黄,面黄鲜明如橘皮色者,多是
   A. 肝郁脾虚　　　　　　B. 寒湿郁阻　　　　　　C. 阴黄
   D. 湿热交蒸　　　　　　E. 气血不荣

4. 腮部以耳垂为中心肿起,边缘不清,皮色不红,疼痛或触之有痛感,多为双侧,不会化脓,为
   A. 痄腮　　　　　　　　B. 瘿瘤　　　　　　　　C. 瘰疬
   D. 发颐　　　　　　　　E. 乳蛾

5. 神识不清,语无伦次,声高有力为
   A. 谵语　　　　　　　　B. 郑声　　　　　　　　C. 独语
   D. 错语　　　　　　　　E. 吃语

6. 舌边青,口燥而但欲漱水不欲咽,提示
   A. 寒湿困脾　　　　　　B. 寒邪直中肝肾　　　　C. 阳郁不宣
   D. 内有瘀血　　　　　　E. 以上都不是

7. 小儿惊风常见
   A. 面色青黄　　　　　　　　　　　B. 面色淡青或青黑
   C. 面色与口唇青紫　　　　　　　　D. 面色萎黄
   E. 眉间、鼻柱、唇周发青

8. 初按不甚热,按之热明显,称为
   A. 骨蒸潮热　　　　　　B. 寒热往来　　　　　　C. 身热不扬
   D. 虚阳浮越　　　　　　E. 阴虚发热

9. 除中的表现是
   A. 食欲逐渐恢复　　　　B. 食量逐渐增加　　　　C. 重病突然欲食
   D. 虽饥但不欲食　　　　E. 食量逐渐减少

10. 牢脉的脉象为
    A. 轻取不应,重按始得　　B. 三部举按均有力　　　C. 脉长而弦硬
    D. 沉取实大弦长　　　　　E. 推筋着骨始得

A2 型题

11. 王先生,24 岁。患肺痨 2 年,有潮热,盗汗,颧红,现恶寒甚,低热,头痛,无汗,舌红苔白,脉浮细数。最宜诊断为
    A. 表实热里虚热证　　　B. 表热里寒证　　　　　C. 表实寒里虚寒证
    D. 表实热里虚寒证　　　E. 表实寒里虚热证

12. 李女士,16 岁。突然昏仆,不省人事,口吐涎沫,喉有痰声,其证型为
    A. 心火亢盛证　　　　　B. 痰火扰神证　　　　　C. 胆郁痰扰证
    D. 痰蒙心神证　　　　　E. 肝阳化风证

13. 王先生,24 岁。遗精早泄,腰酸耳鸣,心烦失眠,脉细数,其证型为
    A. 肾阳虚　　　　　　　B. 肾精亏虚　　　　　　C. 肾气不固
    D. 肾阴虚　　　　　　　E. 心肾不交

14. 章先生,36 岁。恶风发热,口干咽燥,咳痰少而黏,不易咳出,最宜诊断为
    A. 风热犯肺证　　　　　B. 肺阴虚证　　　　　　C. 肺热炽盛证
    D. 燥邪犯肺证　　　　　E. 风热犯表证

15. 王女士,48 岁。患头痛 10 年,每遇情绪不佳则发,部位在头顶部,易诊断为
    A. 太阳经头痛　　　　　B. 阳明经头痛　　　　　C. 厥阴经头痛
    D. 少阳经头痛　　　　　E. 太阴经头痛

16. 李女士,28 岁。小便赤涩、灼痛,兼见面赤口渴,心烦不寐,便干,舌红脉数,宜诊为
    A. 心火亢盛　　　　　　B. 膀胱湿热　　　　　　C. 心火下移
    D. 阴虚火旺　　　　　　E. 下焦湿热

17. 李女士,56 岁。经常干咳,口干咽燥,午后潮热,舌红少苔,其脉象应是
    A. 细数　　　　　　　　B. 虚数　　　　　　　　C. 浮数
    D. 滑数　　　　　　　　E. 弦数

18. 李女士,37 岁。带下量多,色黄黏稠,有腥臭气,舌红苔黄腻,其脉象应是
    A. 细数　　　　　　　　B. 濡数　　　　　　　　C. 浮数
    D. 滑数　　　　　　　　E. 弦数

19. 向先生,62 岁。大便黑如柏油状,已 3 天,舌有紫斑,其脉象应是
    A. 弦脉　　　　　　　　B. 滑脉　　　　　　　　C. 沉脉
    D. 涩脉　　　　　　　　E. 洪脉

20. 王先生,46 岁。发热每遇劳累后发生或加重,乏力,自汗,气短,其证型是
    A. 阴虚　　　　　　　　B. 阳虚　　　　　　　　C. 气虚
    D. 血虚　　　　　　　　E. 肝郁

21. 陈先生,53 岁。发热 10 天,身热夜甚,口干少饮,心烦躁扰,鼻衄 2 次,脉细数。其舌象应是
    A. 舌红苔黄腻　　　　　B. 舌红苔黄糙　　　　　C. 舌绛苔少而干
    D. 舌绛苔少而润　　　　E. 舌红苔白干

22. 章先生,22 岁。恶寒发热,头身疼痛,无汗,鼻塞流清涕,脉浮紧,其舌象应是
    A. 舌淡红苔薄白　　　　　　　　B. 舌红苔黄糙
    C. 舌淡红苔白厚　　　　　　　　D. 舌绛苔黄腻
    E. 舌红苔花剥

23. 王先生,40 岁。素有高血压病史,现眩晕耳鸣,面红头胀,腰膝酸软,失眠多梦,时有遗精或性欲亢进,舌红,脉沉弦细,其病机是
    A. 阴虚内热　　　　　　B. 阳虚内寒　　　　　　C. 阴损及阳
    D. 阴虚阳亢　　　　　　E. 阴虚火旺

24. 9岁男童。急性发病,壮热,烦渴,面红目赤,尿黄,便干,舌红苔黄,其病机是
    A. 阳盛格阴　　　　　　B. 阳损及阴　　　　　　C. 阳热偏盛
    D. 阳盛伤阴　　　　　　E. 阴盛格阳

25. 王女士,67岁。腹泻日久,脱肛,形瘦,食少,神疲乏力,舌淡脉弱,其面色应为
    A. 面色黧黑　　　　　　B. 面色淡白　　　　　　C. 面色红润
    D. 面色萎黄　　　　　　E. 面色青紫

26. 陈先生,50岁。胃脘冷痛,喜温喜按,泛吐清水,口淡不渴,舌淡嫩,脉沉迟,宜诊为
    A. 胃阳虚证　　　　　　B. 脾阳虚证　　　　　　C. 寒湿中阻证
    D. 寒滞胃肠证　　　　　E. 脾虚肝郁证

27. 15岁女中学生。放学途中遭遇疾风暴雨后关节疼痛,一般不会出现
    A. 灼痛　　　　　　　　B. 固定痛　　　　　　　C. 走窜痛
    D. 重痛　　　　　　　　E. 冷痛

28. 向先生,30岁。近来出现消谷善饥,舌红苔薄黄,脉数,其病机为
    A. 脾胃虚弱　　　　　　B. 肝胆湿热　　　　　　C. 虫积肠道
    D. 胃阴不足　　　　　　E. 胃火亢盛

29. 陈先生,70岁。素喜吸烟,日2包,咳吐脓血腥臭痰1周,病属
    A. 白喉　　　　　　　　B. 顿咳　　　　　　　　C. 肺燥
    D. 肺痿　　　　　　　　E. 肺痈

30. 王女士,35岁。近日因晋升职称,焦急上火,口舌生疮,小便短赤,脉数,其舌质应是
    A. 舌尖红赤　　　　　　B. 舌边红赤　　　　　　C. 舌根红赤
    D. 舌中红赤　　　　　　E. 舌通体红赤

31. 2岁男童。发结如穗,枯黄无泽,形体消瘦,属于
    A. 精血不足　　　　　　B. 疳积病　　　　　　　C. 血虚受风
    D. 血热或肾虚　　　　　E. 先天不足

32. 李女士,49岁。胁痛3个月,纳差,腹胀,面色苍黄。多见于
    A. 惊风　　　　　　　　B. 寒证　　　　　　　　C. 脾胃气虚
    D. 脾虚湿蕴　　　　　　E. 肝郁脾虚

33. 李女士,66岁。泄泻半年余,伴见面白无华,形寒肢冷,腰膝及下腹冷痛,舌淡胖,苔白滑,脉沉细,应诊为
    A. 肾阳虚证　　　　　　B. 寒湿困脾证　　　　　C. 肾气不固证
    D. 脾肾阳虚证　　　　　E. 脾阳虚证

34. 王先生,45岁。素体肥胖,1年来常感左胸憋闷疼痛,来诊时左胸部呈阵发性闷痛,时有针刺感,痛时引及左肩背内臂,胸闷心悸,咳痰较多,气短,自汗,动则尤甚,面色白,形寒肢冷,舌淡紫,苔白腻,脉沉弱时见结脉,宜诊为
    A. 心气虚证　　　　　　B. 心脾两虚证　　　　　C. 心血虚证
    D. 心脉痹阻证　　　　　E. 心阳虚证

A3型题

(35~37题共用题干)

李女士,40岁。2个月前与邻居口角后,胸闷胁胀,善太息,未经治疗,病情逐渐加重。来诊时症见胸胁乳房少腹胀闷窜痛,情志抑郁,苔薄白,脉弦。

35. 该病人最宜诊为

　　A. 肝血虚证　　　　　　　B. 肝胆湿热证　　　　　　C. 湿热蕴脾证

　　D. 肝郁气滞证　　　　　　E. 肝阴虚证

36. 该病人还可能出现以下哪些症状

　　A. 大便稀溏

　　B. 咽部有异物感,吐之不出,咽之不下,经行腹痛

　　C. 小便黄赤

　　D. 盗汗

　　E. 咳嗽

37. 该病人如果未经治疗,最易发展成什么证型

　　A. 肝血虚证　　　　　　　B. 肝胆湿热证　　　　　　C. 肝火炽盛证

　　D. 肝阳上亢证　　　　　　E. 肝阴虚证

（38~40 题共用题干）

谢女士,34 岁。月经量少,色淡质清 3 个月。伴面色不华,乏力身倦,食少腹胀,心悸失眠,舌淡。

38. 该病人最易宜诊为何证型

　　A. 气不摄血证　　　　　　B. 心脾两虚证　　　　　　C. 心血虚证

　　D. 脾不统血证　　　　　　E. 肝血虚证

39. 若该病人治疗,最宜采取何种治法

　　A. 补气养血　　　　　　　B. 养心安神　　　　　　　C. 补益心脾

　　D. 健脾补气　　　　　　　E. 滋阴养血

40. 若该病人出现视物模糊,眩晕耳鸣,爪甲不荣,肢体麻木。最可能是

　　A. 肝血虚证　　　　　　　B. 肝阴虚证　　　　　　　C. 心血虚证

　　D. 脾不统血证　　　　　　E. 气不摄血证

A4 型题

（41~44 题共用题干）

章先生,63 岁。病人嗜酒,现身目发黄 2 个月,下肢肿胀 1 周行走困难,家人送来就诊。

41. 若病人黄色鲜明,腹部痞满,肢体困重,便溏尿黄,身热不扬,舌红苔黄腻,脉濡数。其证候是

　　A. 肝胆湿热证　　　　　　B. 大肠湿热证　　　　　　C. 肝火上炎证

　　D. 湿热蕴脾证　　　　　　E. 寒湿困脾证

42. 若病人黄色晦黯,腹部痞满,肢体困重,便溏尿黄,舌淡胖苔白腻,脉濡缓。其证候是

　　A. 小肠实热证　　　　　　B. 肝胆湿热证　　　　　　C. 寒湿困脾证

　　D. 湿热蕴脾证　　　　　　E. 脾肾阳虚证

43. 若为湿热蕴脾证,其治法是

　　A. 健脾清热利湿　　　　　B. 清利肝胆　　　　　　　C. 补益心脾

　　D. 散寒除湿　　　　　　　E. 健脾利湿

44. 若为寒湿蕴脾证,其治法是

　　A. 清热利湿　　　　　　　B. 清利肝胆　　　　　　　C. 温补脾肾

D. 散寒除湿健脾　　　　　E. 芳香健脾

（45~48 题共用题干）

李先生,45 岁。以胸部闷痛 3 天,前来就诊。

45. 若要诊断为心脉痹阻证,哪项症状为必备
  A. 心悸,心胸憋闷作痛,痛引肩背或内臂,时作时止
  B. 舌上瘀点
  C. 刺痛
  D. 脉涩
  E. 心悸,失眠

46. 若要诊断为肝郁气滞证,哪项为其常见病因
  A. 寒冷刺激　　　　B. 饮食所伤　　　　C. 情志不遂
  D. 年老体衰　　　　E. 房劳所伤

47. 若病人伴有心悸,心胸憋闷作痛,痛引肩背或内臂,时作时止。体胖痰多,身重困倦,舌苔白腻,脉沉滑,则为
  A. 心阳虚证　　　　B. 痰阻心脉证　　　　C. 寒凝心脉证
  D. 血瘀心脉证　　　　E. 气滞心脉证

48. 若病人胸部闷痛伴善太息,抑郁,舌淡红,苔薄白,脉弦,应为
  A. 心阳虚证　　　　B. 痰阻心脉证　　　　C. 气滞心脉证
  D. 肝火炽盛证　　　　E. 肝郁气滞证

四、简答题

1. 斑、疹如何区别?
2. 黄色主病有哪些具体表现及其临床意义?
3. 何谓潮热,有哪几种类型?
4. 红舌、绛舌的舌象特征及其意义?
5. 浮、沉、迟、数、虚、实脉的脉象特征及其主病各是什么?
6. 何谓心肾不交证?

五、论述题

1. 试述何谓假神,与重病好转如何鉴别?
2. 何谓肝风内动证? 有几种类型?

【参考答案】

一、名词解释

1. 常色:指人在生理状态时的面部色泽,其特征是明润、含蓄而有血色(即无论何色应兼见红色)。

2. 痄腮:腮部以耳垂为中心肿起,边缘不清,皮色不红,疼痛或触之有痛感,多为双侧,不会化脓,为痄腮,是温毒入侵所致。

3. 斑：色深红或青紫,点大成片,平铺于皮肤,抚之不碍手,压之不退色。

4. 谵语：神识不清,语无伦次,声高有力,属热忧心神之实证。

5. 潮热：病人发热如潮汐之定时,或定时热甚,称为潮热。

6. 盗汗：睡时汗出,醒则汗止者为盗汗,多属阴虚内热或气阴两虚证。

7. 除中：久病重病,厌食日久者,突然思食、索食、多食,多为脾胃之气将绝之"除中"。

8. 八纲：即指阴、阳、表、里、寒、热、虚、实八个辨证的纲领。

二、填空题

1. 眼神　神情　气色　体态

2. 寒证　痛证　瘀血　惊风

3. 红黄隐隐　明润含蓄

4. 囟填　囟陷

5. 风轮　气轮　水轮　血轮　肉轮

6. 湿痰

7. 淡红舌　薄白苔

8. 心肺　脾胃　肝胆　肾

9. 气血两虚　阳虚

10. 气息急促　呼吸困难　喉间痰鸣

11. 恶寒发热　但热不寒　但寒不热　寒热往来

12. 自汗

13. 有胃　有神　有根

14. 往来流利　如珠走盘

15. 病变部位　疾病性质　邪正盛衰　疾病证候类别

16. 肾精不足

三、选择题

1. B　2. C　3. D　4. A　5. A　6. D　7. E　8. C　9. C　10. D　11. E　12. D
13. E　14. D　15. C　16. C　17. A　18. B　19. D　20. C　21. C　22. A　23. D　24. C
25. D　26. A　27. A　28. E　29. E　30. A　31. B　32. E　33. D　34. D　35. D　36. B
37. C　38. B　39. C　40. A　41. D　42. C　43. A　44. D　45. A　46. C　47. B　48. E

四、简答题

1. 答：斑和疹都是全身性疾病过程中显现于皮肤的一个症状。从肌肉而出为斑,从血络而出为疹。斑色红,点大成片,平摊于皮肤下,摸之不碍手,由于病机不同,而有阴斑与阳斑之分。疹形如粟粒,色红而高起,摸之碍手。由于病因不同,故有麻疹、风疹、隐疹之别。

2. 答：黄色主虚证、湿证、黄疸。黄色五行属土,多为脾失健运,水湿不化,或气血乏源,肌肤失养所致。常见于面部、皮肤及白睛等部位。面色淡黄无泽,肌肤失荣,称为萎黄,是脾胃气虚;小儿生后遍体皆黄,多为胎黄;面黄而虚浮,称为黄胖,多因脾虚湿阻所致;面目一身皆黄属黄疸,鲜明如橘皮色为阳黄,证属湿热;晦黯如烟熏为阴黄,证属寒湿。

3. 答:潮热指病人发热如潮汐之定时,或定时热甚。

(1)阴虚潮热:每当午后或入夜低热,五心烦热,甚至有热自深层向外透发的感觉,兼见颧红、盗汗、舌红少苔等,属阴虚生内热。

(2)阳明潮热:热势较高,每于日晡(下午3~5时)甚,兼见腹满、便秘,属阳明腑实证。因热结于阳明,日晡为阳明经气当旺之时,故日晡热甚。

(3)湿温潮热:以午后热甚,身热不扬(肌肤初扪不觉热,扪之稍久,即感灼手者)为特征。其病多在脾胃,因湿遏热伏,热难透达,所以身热不扬,多伴有胸闷、呕恶、头身困重、便溏、苔腻等症。

4. 答:舌色较正常舌色红,呈鲜红者,称为红舌。主实热、阴虚内热。较红舌更深的或略带黯红色者,谓之绛舌。主邪热入营,病有外感与内伤之分。

5. 答:浮脉:轻取即得,重按反减。主表证,亦主虚证。沉脉:轻取不应,重按始得。主里证。沉而有力为里实,沉而无力为里虚。迟脉:脉来缓慢,一息脉动不足四至(每分钟少于60次)。主寒证。有力为实寒证,无力为虚寒证。数脉:脉来急促,一息脉来五至以上(每分钟90次以上)。主热证。有力为实热,无力为虚热。虚脉:寸、关、尺三部轻取重按均无力。主虚证。实脉:寸、关、尺三部脉象坚实有力,来去俱盛。主实证。

6. 答:心肾不交证是指由于心肾水火既济失调所反映的心肾阴虚阳亢证候。临床表现为虚烦不眠,心悸健忘,眩晕耳鸣,咽干口燥,腰膝酸软,梦遗早泄,或潮热盗汗,舌红苔少,脉细数。

五、论述题

1. 答:假神是垂危病人出现的精神暂时好转的假象,是临终的预兆。临床表现为大病、久病、重病之人,原本已神昏不清,目无光彩,不欲言语,语言低微,时断时续者,突然转为神志清醒,精神转佳,目光明亮,言语不休,声音响亮,欲见亲人;原来不欲饮食,突然食欲增强,甚至暴食;原来面色晦黯,忽见两颧发红,如涂油彩等。假神表明病情恶化,脏腑精气将绝,阴不敛阳,虚阳外越,预后不良。古人喻为“残灯复明”“回光返照”。

假神与重病病情好转有机体本质上的区别。一般假神都是突然在某些症状方面一时反于原来病态,而且与疾病本质并不相符。如原来面色晦黯,突然颧赤如妆,原来目黯睛迷,突然目光转亮等。而重病病情好转有一个机体逐渐恢复的过程,与整体变化相一致。总结起来就是前者是局部,后者是整体;前者是突然,后者是逐渐。

2. 答:肝风内动证泛指病人出现眩晕欲仆、抽搐、震颤等具有“动摇”特点为主的一类证候,属内风。临床常见有肝阳化风、热极生风、阴虚动风和血虚生风等证候。

(1)肝阳化风证:是指阴虚阳亢,肝阳升发无制,亢极化风所导致的一类动风证候。眩晕欲仆,头摇而痛,肢体震颤,言语謇涩,手足麻木,步履不正。或突然昏倒,不省人事,口眼歪斜,半身不遂,舌强不语,喉中痰鸣。舌红,苔白或腻,脉弦有力。

(2)热极生风证:是指由于邪热炽盛,燔灼肝经,引动肝风所表现的动风证候。高热,抽搐,颈项强直,两目上视,甚则角弓反张,牙关紧闭;烦躁不宁或神志昏迷,舌质红绛,苔黄燥,脉弦数。

(3)阴虚动风证:是指阴液亏虚,筋脉失养所表现的动风证候。两目干涩,视力减退,或胁肋隐隐灼痛,或见手足蠕动,头晕目眩,午后颧红,面部烘热,潮热盗汗,五心烦热,口燥咽干,舌红少苔少津,脉弦细而数。

（4）血虚生风证:是指血液亏虚、筋脉失养所表现的动风证候。视物模糊或夜盲,两目干涩,爪甲枯槁不泽,妇女可见月经量少色淡,甚至闭经,或肢体麻木,关节拘急不利,手足震颤,肌肉瞤动,头晕眼花,面唇淡白无华,舌淡,脉细。

（郭文娟）

第七章　中药与方剂

【内容要点】

1. 概念

（1）中药：中药是我国传统药物的总称。是指在中医理论指导下用来治疗疾病的药物。

（2）道地药材：是指历史悠久、产地适宜、品种优良、产量丰富、炮制考究、疗效突出、带有地域特点的药材。

（3）四气：中药的寒、热、温、凉四种不同的药性，也称为四性。

（4）五味：中药的酸、苦、甘、辛、咸五种味；五味不仅是药物味道的反映，更重要的是对药物作用的高度概括。

（5）升降浮沉：是指药物在人体内作用的不同趋向，它是与疾病的病机或证候所表现出的趋势或趋向相对而言的。

（6）归经：是指药物对于机体某部分的选择性作用，即主要对某经（脏腑或经络）或某几经发生明显的作用，而对其他经则作用较小，甚至无作用。

（7）中药毒性：是指药物对机体的损害性，是反映药物安全程度的一种药性。

（8）中药配伍：按照病情的不同需要和药物的不同特点，有选择地将两种以上的药物合在一起应用，称为配伍。

（9）剂量：是指一剂药中每味药物干燥后成人内服 1 日用量。

（10）方剂：是指在辨证立法的基础上，选择适当的药物，确定用量，按照组成原则恰当配伍而成的处方。

（11）剂型：方剂组成以后，根据病情的需要和药物的特点制成一定的形态。

2. 方剂组成变化：药味增减、药量增减、剂型变化。

【重点和难点解析】

1. 四气与五味的关系　四气和五味是辨识药物功效的重要依据，同一药物同时具有气与味，因此两者必须结合起来以说明药物的作用。一般而言，气味相同的药物，大多作用相近，如辛温药物多具有发散风寒的作用，甘温的药物多具有补气助阳的作用，但可因气味之偏而作用有主次之别；气味不同的药物，作用不同，如黄连苦寒可清热燥湿，党参甘温可补中益气；而气同味异或味同气异的药物，作用则同中有异、异中有同；对于一药兼有数味，则常有多种治疗作用。总之，药物的气味所表示的药物作用以及气味配合的规律是比较复杂的，因而要掌握好药性，既要熟悉四气五味的一般规律，又要掌握每一药物气味的特殊治疗作用以及与气味配合的规律。

2. 认识中药的毒性　凡是具有强烈作用,可能引起某些不良反应的药物以及具有毒理作用,可能导致中毒的药物,都属于有毒性的。毒性反应与副作用不同,它对人体的危害性较大,甚至可危及生命。一般所理解的中药毒性是广义的:泛指药性的一部分;药物都各有偏性,这种偏性就是"毒"。凡是用来治病的药物,都有一定的毒性。古代本草及药典所标明的"大毒""有毒""小毒"就是指狭义的中药毒性。在临床应用时必须加以注意,只要恰当准确的应用,中病即止,则不会发生对人体的毒害作用,故有以毒攻毒之说。药物的毒性也是可以克服的,发挥其正面作用。因此,对这些具有毒副作用的药物需采取合理的配伍,严格炮制、先煎等方法来减轻或消除中药毒性。

总之随着中医药研究的发展,单味及其复方制剂的中药在临床应用日益增多,中药在临床使用中出现的毒副作用甚至引起死亡的病例,必须引起重视。加强中药的实验研究并指导临床合理使用中药,提高其疗效,减少其毒副作用,是作为医药工作者一项长期而艰巨的任务。

3. 临床如何利用好各种配伍关系　相须、相使能产生协同作用而增强疗效,临床用药时应当充分发挥;相畏、相杀,互相拮抗,能减轻或消除毒副作用,在应用毒性药物时,酌情考虑应用;相恶、相反,互相削弱,抵消原有功效,甚至产生毒副作用,原则上不能同用,仍属配伍禁忌。

4. 服药禁忌　俗称"忌口",因为在服药期间,某些食物可减弱或消除药物的功能,或产生不良反应及毒性作用。如文献记载有地黄、何首乌忌葱、蒜、萝卜;甘草忌鲢鱼;茯苓忌醋;使君子忌茶;蟹甲忌苋菜;薄荷忌鳖鱼;蜂蜜反生葱等。此外,热证病人忌辛辣、油腻、煎炸之品;麻疹表证不宜食油腻酸涩之物;疮疖肿毒、皮肤瘙痒当忌鱼虾牛羊肉等腥膻食物;虚寒证者不宜食生冷瓜果等。临床可结合辨证的结果来选择适宜的食物,有利于提高疗效。

5. 煎药为何分为先煎后下　各种不同煎法,目的均为尽量使药物有效成分煎出,以发挥其治疗作用。若含挥发性成分的芳香药物宜后下;质地坚硬的矿石、贝壳类药物宜打碎先下久煎;某些贵重药品则另煎,以免它药干扰或吸收其有效成分等。

6. 组方原则　方剂的组成,一般有君药、臣药、佐药和使药四个部分。君药,是方剂中针对主病或主证起主要治疗作用的药物。臣药,是辅助君药加强疗效,并对兼病或兼证起治疗作用的药物。佐药有三种意义:一是佐助药,即协助君、臣药以加强治疗作用;二是佐制药,即消除或缓解君药、臣药的毒性或烈性;三是反佐药,即根据病情需要,用与君药性味相反而又能在治疗中起相成作用的药物。使药有两种作用:一是引经药,即能引方中诸药直达病所的药物;二是调和药,即具有调和方中诸药作用的药物。

【方法指津】

1. 中药是在中医理论指导下使用的药物。中药的理论同中医的理论是统一的。例如,中医理论有寒、热、虚、实等辨证纲领,中药学才有四气、补泻等相应的药性理论。中医学有脏腑经络学说,中药学才有与这一特殊疾病定位方法相适应的归经内容。中医学有脏腑气机升降出入的生理和病理体系,中药学则归纳出药物作用的升降浮沉趋向。名目繁多的中药功效,也是完全与中医理论的病因、病机对应的。中医理论病因有风、寒、暑、湿、燥、火、痰饮、瘀血、食积、虫积,病机有阴阳失调、气血失常、风气内动等,前者遂以祛风、散寒、解暑、除湿、润燥、泻火、化痰、活血、消食、杀虫、滋阴、助阳、养血、益气、行气等;八纲辨证中有表、里、寒、热、虚、实、阴、阳等八大证型,中药相应有解表、温里、散寒、清热、补虚、泻实、滋阴、壮阳等功效;中医有气病、血病、痰病等,中药也有理气或补气、活血或补血、化痰等功效。

2. 中药学是按药物的功用分类的,同一章节的药物既具有共同的功效主治范围,又分别具有各自的特点。学习时只要掌握本章节总的功能、主治,则本章节所含药物的主要功效主治就把握住了,然后再分别记忆每味药各自所具有的其他方面的作用。这样既容易记忆,又不易混淆。

3. 通过对比,同中求异,异中求同,能加深理解记忆,更好地掌握药物功效应用。

4. 对不同章节的药名相似、功效应用方面有某种共性的或功用完全不同的药物,也要进行对比,以免混淆。如羌活与独活,苍术与白术,石决明与决明子,吴茱萸与山茱萸,附子与白附子等。对同一药源,因入药部位不同,或采集时间不同,或炮制方法不同,其功效异同亦可进行对比,以利于临床正确选择用药。如麻黄与麻黄根,麻黄入药部位为草质茎,为发汗解表的要药;麻黄根入药部位为根及根茎,为固表止汗的要药。如陈皮与青皮,陈皮为橘的成熟果皮,药性缓和,能理气健脾、燥湿化痰,可理脾、肺之气,为治脾胃气滞、痰湿壅滞的常用药;青皮为橘的未成熟果皮,药性峻烈,能疏肝破气、消积化滞,可疏肝、胆之气,用于肝气郁结重证、食积气滞重证。如生地黄与熟地黄,生地黄性味甘、苦、寒,功效清热凉血、养阴生津;酒炖或酒蒸后为熟地黄,性味甘,微温,功效补血滋阴、益精填髓。其他如枳实与枳壳为采集时间不同;生姜、干姜、炮姜、姜炭为炮制方法不同。

5. 方剂中的辨证要点就是用方指征 方剂的运用要抓住辨证要点。如藿香正气散是治疗外感风寒,内伤湿滞证的首要方,以恶寒、发热、头痛、胸闷、恶心呕吐、腹痛、腹泻、苔白腻、脉浮缓为证治要点;麻仁丸是润肠通便的常用方剂,以大便干结难下、时间较久、病势较缓为辨证要点;归脾丸是治疗心脾两虚、气血不足的常用方,以食少体倦、面色萎黄、心悸、失眠、健忘、崩漏、紫癜、便血、舌淡、脉细为辨证要点。

【测试习题】

一、名词解释

1. 中药
2. 四气
3. 五味
4. 归经
5. 毒性
6. 配伍
7. 解表药
8. 补益药
9. 方剂
10. 君药

二、填空题

1. 解表药分为_____、_____两类。
2. 润下药富含_____,具有_____的作用。

3. 黄芩、黄连、黄柏共同的功效是_____、_____。

4. 方剂的组成原则有_____、_____、_____、_____四个部分。

5. 补气药分为_____、_____、_____、_____四类。

6. 人参的功效为_____、_____、_____、安神益智。

7. 方剂常用治法有_____、_____、_____、_____、_____、_____、_____、_____八种。

8. 柴胡的功效为_____、_____、_____。

9. 桂枝的性味归经是_____、_____。

10. 桑叶、薄荷的共同功效是_____。

11. 麻黄汤的功效是_____、_____。

12. 银翘散的证治要点是_____、_____、_____、_____。

13. 凡以_____为主要作用,能_____、_____的药物称为清热凉血药。

14. 峻下逐水常用药物有_____、_____、_____、_____。

15. 临床以腰膝疼痛、舌淡苔白,脉细弱为辨证要点,应选方剂是_____。

16. 主治肝血不足、阴虚内热的虚烦失眠的常用方剂是_____。

三、选择题

A1 型题

1. 甘味药临床一般用于治疗
   A. 大便秘结　　　　　B. 呕吐呃逆　　　　　C. 久泻久痢
   D. 表证　　　　　　　E. 气血不足

2. 确定归经理论的依据是
   A. 阴阳学说　　　　　B. 五行学说　　　　　C. 脏腑经络学说
   D. 药性理论　　　　　E. 所治病证

3. 在方剂组成中被称为"君"的是
   A. 方剂中具有主要治疗作用的药物　　　　B. 辅助君药加强疗效的药物
   C. 佐助君臣药加强疗效的药物　　　　　　D. 反佐药物
   E. 引经药或调和药

4. 藿香正气滴丸属于方剂的哪一种剂型
   A. 汤剂　　　　　　　B. 丸剂　　　　　　　C. 散剂
   D. 丹剂　　　　　　　E. 膏剂

5. 具有发散风寒作用常用于风寒表实证的解表药物是
   A. 麻黄　　　　　　　B. 桂枝　　　　　　　C. 荆芥
   D. 防风　　　　　　　E. 葛根

6. 具有清热燥湿、泻肝胆火作用的药物是
   A. 栀子　　　　　　　B. 龙胆草　　　　　　C. 黄芩
   D. 黄连　　　　　　　E. 黄柏

7. 用大黄泻下攻积,最恰当的用法是
   A. 酒炒后下　　　　　B. 醋炒先煎　　　　　C. 炒炭研末服
   D. 生用后下　　　　　E. 生用先煎

8. 砂仁入汤剂宜

    A. 先煎　　　　　　　　B. 后下　　　　　　　　C. 冲服

    D. 包煎　　　　　　　　E. 烊化

9. 具有止血而不留瘀、化瘀而不伤正特点的止血药是

    A. 白茅根　　　　　　　B. 蒲黄　　　　　　　　C. 白及

    D. 三七　　　　　　　　E. 仙鹤草

10. 性味酸、微温,归肝、肾经具有补益肝肾、收敛固脱作用的药物是

    A. 五味子　　　　　　　B. 肉豆蔻　　　　　　　C. 山茱萸

    D. 熟地黄　　　　　　　E. 首乌

A2 型题

11. 风热感冒,出现发热、头痛、咳嗽、咽喉不适,治疗宜选用

    A. 防风　　　　　　　　B. 柴胡　　　　　　　　C. 荆芥

    D. 薄荷　　　　　　　　E. 麻黄

12. 某男生打球后,喝了大量冷饮,第二天早晨起床时感恶寒发热、恶心、腹泻水样便、舌苔薄白,宜选用

    A. 麻黄汤　　　　　　　B. 桂枝汤　　　　　　　C. 银翘散

    D. 川芎茶调散　　　　　E. 藿香正气散

13. 向先生,45 岁。出现小便黄浊,眼睛红而干,口苦心烦,舌红苔黄腻,可以选用

    A. 白虎汤　　　　　　　B. 黄连解毒汤　　　　　C. 双黄连冲剂

    D. 龙胆泻肝颗粒　　　　E. 银翘解毒片

14. 王先生,21 岁。感冒 2 天未及时就医,今晨开始出现高热,大汗、口渴、舌苔黄厚,胸片提示大叶性肺炎,可以选用

    A. 当归六黄汤　　　　　B. 黄连解毒汤　　　　　C. 清营汤

    D. 白虎汤　　　　　　　E. 龙胆泻肝汤

15. 向先生,65 岁。便秘 3 年,平时有口渴、皮肤干燥,宜选用

    A. 大承气汤　　　　　　B. 麻仁丸　　　　　　　C. 十枣汤

    D. 黄连解毒汤　　　　　E. 六味地黄丸

16. 徐先生,50 岁。1 个月前肩周疼痛,因工作繁忙未去就医,现在痛剧连及上肢,遇寒加重,活动受限。最佳治疗药物是

    A. 桑枝　　　　　　　　B. 桑寄生　　　　　　　C. 独活

    D. 滑石　　　　　　　　E. 薏苡仁

17. 李女士,28 岁。近期工作忙碌,身体疲倦,昨日起怕冷,发热,疼痛,恶心,呕吐,腹泻,舌苔白腻,脉濡滑。用药宜选用

    A. 麻黄　　　　　　　　B. 桂枝　　　　　　　　C. 苏叶

    D. 藿香　　　　　　　　E. 薄荷

18. 李女士,36 岁。已怀孕 2 个月,近日突然"见红",并伴有恶心,呕吐,呕吐,脘腹胀痛,不思饮食,舌淡,苔白,脉滑。用药宜选用

    A. 生姜　　　　　　　　B. 砂仁　　　　　　　　C. 半夏

    D. 桑寄生　　　　　　　E. 杜仲

19. 章先生,71 岁。入院后已经昏迷 2 天,今晨 7 点突然出现手足厥冷、大汗淋漓、呼吸微

弱、脉微欲绝,可以选用急救的方剂是

    A. 理中丸　　　　　　　　B. 参附汤　　　　　　　　C. 温经汤

    D. 当归四逆汤　　　　　　E. 白虎汤

20. 刘女士,50 岁。胸胁刺痛固定不移,拒按,胁下痞块,舌质紫黯,脉涩,该病人辨证为

    A. 气滞证　　　　　　　　B. 血瘀证　　　　　　　　C. 气逆证

    D. 气虚证　　　　　　　　E. 血虚证

21. 李女士,30 岁。生气后感觉咽喉中有异物堵塞,吐之不出,吞之不下,应选用

    A. 半夏厚朴汤　　　　　　B. 逍遥丸　　　　　　　　C. 旋覆代赭汤

    D. 小柴胡汤　　　　　　　E. 三仁汤

22. 王先生,49 岁。脘腹胀满,不思饮食,恶心呕吐,嗳气吞酸,肢体沉重,舌苔白腻,治疗可首选

    A. 藿香正气散　　　　　　B. 保和丸　　　　　　　　C. 健脾丸

    D. 逍遥丸　　　　　　　　E. 半夏厚朴汤

23. 陈先生,35 岁。近 2 年来头痛昏蒙,周身困重,胸脘痞满,恶心,呕吐痰涎,舌苔白腻,脉滑,治疗宜首选

    A. 二陈汤　　　　　　　　B. 三子养亲汤　　　　　　C. 半夏白术天麻汤

    D. 定喘汤　　　　　　　　E. 苏子降气汤

24. 李先生,39 岁。咳嗽,痰稠色黄,不易咳出,大便秘结,舌红苔黄,脉滑数。治疗宜首选

    A. 半夏　　　　　　　　　B. 贝母　　　　　　　　　C. 桔梗

    D. 瓜蒌　　　　　　　　　E. 竹茹

25. 王女士,50 岁。近半年来入寐困难,多梦易醒,头晕目眩,面色少华,辨证为心血虚证,宜选用哪种药物

    A. 朱砂　　　　　　　　　B. 酸枣仁　　　　　　　　C. 柏子仁

    D. 夜交藤　　　　　　　　E. 合欢皮

26. 章先生,40 岁。近来出现心悸失眠,夜间出汗,伴口渴心烦,舌红少苔,脉细数,治疗应首选

    A. 朱砂安神丸　　　　　　B. 酸枣仁汤　　　　　　　C. 柏子仁丸

    D. 天王补心丹　　　　　　E. 归脾丸

27. 王先生,54 岁。平素睡眠不好,血压偏高,近 3 天感眩晕头痛,饮食欠佳,口渴,舌红苔黄,脉弦,治疗应首选

    A. 镇肝息风汤　　　　　　B. 天麻钩藤饮　　　　　　C. 安宫牛黄丸

    D. 朱砂安神丸　　　　　　E. 酸枣仁汤

28. 王先生,30 岁。感眼红头昏,辨证为肝火上炎,宜选用药物是

    A. 钩藤　　　　　　　　　B. 天麻　　　　　　　　　C. 牡蛎

    D. 地龙　　　　　　　　　E. 石决明

29. 某病人看完病后,医师嘱咐有一味药文火另煎煮兑付,此药是

    A. 人参　　　　　　　　　B. 黄芪　　　　　　　　　C. 党参

    D. 白术　　　　　　　　　E. 山药

30. 章先生,40 岁。每于早晨腹痛,大便稀溏,最适合的药是

    A. 益智仁　　　　　　　　B. 黄芪　　　　　　　　　C. 党参

D. 补骨脂　　　　　　　　　　E. 白术

31. 陈先生,65 岁。近年来感视力减退,眼睛干涩,宜选用的药物是
　　A. 枸杞子　　　　　　B. 当归　　　　　　C. 黄精
　　D. 玉竹　　　　　　　E. 百合

32. 李女士,42 岁。近年来感神疲乏力,食欲减退,多食腹胀。X 线检查显示中度胃下垂,可以选用
　　A. 四君子汤　　　　　B. 补中益气汤　　　　C. 参苓白术散
　　D. 归脾汤　　　　　　E. 六味地黄丸

33. 向先生,70 岁。近年来感腰膝酸软,头晕耳鸣、夜间出汗,手足心发热,口渴便干,舌红苔少,脉细数。可以选用
　　A. 金匮肾气丸　　　　B. 补中益气汤　　　　C. 六味地黄丸
　　D. 归脾汤　　　　　　E. 五子衍宗丸

34. 张女士,35 岁。素体虚弱,面色萎黄,近来感心慌失眠,月经量多,舌淡,脉细。宜选用
　　A. 参苓白术散　　　　B. 补中益气汤　　　　C. 炙甘草汤
　　D. 归脾汤　　　　　　E. 当归六黄汤

35. 谢女士,40 岁。近几个月来感到身体疲乏,面色萎黄,白带色白量多清稀,无气味,宜选用的方剂是
　　A. 参苓白术散　　　　B. 补中益气汤　　　　C. 完带汤
　　D. 金锁固精丸　　　　E. 九仙散

四、简答题

1. 简述中药药性理论中“五味”的功效。
2. 简述麻黄的功效及应用。
3. 简述陈皮与青皮在功效与应用上的异同。
4. 简述三七的功效及应用特点。
5. 简述清热药的涵义及分类。

五、论述题

1. 试述黄芪的功效及应用。
2. 王女士,28 岁。怀孕 3 月余,现诊断为胎动不安,欲中药安胎调理。试述出 5 种具有安胎作用的中药,并写出其功效。

【参考答案】

一、名词解释

1. 中药:中药是我国传统药物的总称。是指在中医理论指导下用来治疗疾病的药物。
2. 四气:寒、热、温、凉四种不同药性,也称四性。
3. 五味:即酸、苦、甘、辛、咸五种味。
4. 归经:是药物对机体某部分的选择作用。

5. 毒性:是指药物对机体的损害性。是反映药物安全程度的一种药性。

6. 配伍:按照病情的不同需要和药物的不同特点,有选择地将两种以上的药物合在一起应用。

7. 解表药:具有发散表邪的功效,用于解除表证的药物。

8. 补益药:凡能滋补人体气血阴阳之不足,改善脏腑功能,治疗虚证的药物。

9. 方剂:是根据病情需要,在辨证立法的基础上合理选择药物,规定适当剂量,配伍而成的药物组合。

10. 君药:又称主药,是方剂中针对主病或主证起主要治疗作用的药物。

二、填空题

1. 辛温解表药　辛凉解表药

2. 油脂　润燥滑肠

3. 清热燥湿　清热解毒

4. 君　臣　佐　使

5. 补气药　补阳药　补血药　补阴药

6. 大补元气　补脾益肺　益气生津

7. 汗法　吐法　下法　和法　温法　清法　消法　补法

8. 和解退热　疏肝解郁　升阳举陷

9. 辛、甘、温　归心、肺、膀胱经

10. 疏散风热

11. 发汗解表　宣肺平喘

12. 发热　微恶风寒　咽痛　口渴　脉浮数

13. 清热凉血　清营分热　清血分热

14. 甘遂　大戟　芫花　巴豆

15. 独活寄生汤

16. 酸枣仁汤

三、选择题

1. E　2. C　3. A　4. B　5. A　6. B　7. D　8. B　9. D　10. C　11. D　12. E　13. D　14. D　15. B　16. A　17. D　18. B　19. B　20. B　21. A　22. B　23. C　24. D　25. B　26. B　27. A　28. E　29. A　30. D　31. A　32. B　33. C　34. D　35. C

四、简答题

1. 答:辛,能行、能散;甘,能补、能和、能缓;酸,能收、能涩;苦,能泻、能燥、能坚;咸,能下、能软。

2. 答:功效:发汗解表,宣肺平喘,利水消肿。应用:风寒感冒,咳嗽气喘,风水水肿。

3. 答:陈皮、青皮两者皆可理中焦之气而健胃,用于脾胃气滞之脘腹胀痛、食积不化等症。但陈皮性温而不峻,行气力缓,偏入脾肺,长于燥湿化痰,用于痰饮停滞肺胃之咳嗽气喘、呕哕、腹痛、泄泻。青皮性较峻烈,行气力猛,苦泄下行,偏入肝胆,能疏肝破气,散结止痛,消积化滞,主治肝郁乳房胀痛或结块、胁肋胀痛、疝气疼痛、食积腹痛、癥瘕积聚等症。

4. 答:功效为化瘀止血,活血定痛。应用于出血证,有止血不留瘀、化瘀不伤正的特点,尤以出血兼瘀滞者为宜。亦可应用于跌打损伤、瘀血肿痛,为伤科之要药。

5. 答:凡以清解里热为主要作用的药物,称为清热药。可分为:清热泻火药、清热燥湿药、清热解毒药、清热凉血药、清虚热药。

五、论述题

1. 答:

功效:补气升阳,益卫固表,托毒生肌,利水消肿。

应用:①用于脾肺气虚所致倦怠乏力、食少、便溏、中气下陷、久泻脱肛、内脏下垂者。②用于肺气虚、肌表不固、自汗、易外感者。③治气虚水湿失运水肿、小便不利者。④用于治气血不足、疮疡内陷成痈、久溃不敛者。

2. 答:紫苏(发汗解表、行气安胎)、黄芩(清热解毒、燥湿安胎)、桑寄生(祛风湿、补肾安胎)、艾叶(温经、止血、安胎)、杜仲(补肝肾、强筋骨、安胎)。

(郑　波)

第八章　中成药与方解

【内容要点】

1. 以中药材为原料,在中医药理论指导下,按规定的处方和制剂工艺将其加工制成一定剂型的中药制品。是经临床反复使用、安全有效、剂型固定,并采取合理工艺制备成质量稳定、可控的成方中药制剂。

2. 中成药的命名方式基本沿袭了传统方剂的命名法,由体现方药特征与表示剂型的两部分组成。

3. 中成药的剂型是为适应诊断、治疗或预防疾病的需要而制备的不同给药形式,也是临床使用的最终形式,药物必须以一定的剂型给予人体才发挥疗效,一种药物可以制备成多种剂型,但剂型和给药途径不同可能产生不同的疗效。常见的剂型有注射剂、口服液体剂型(溶液型、混悬剂、乳剂)、口服固体剂型(散剂、胶囊剂、片剂、丸剂)等。

4. 中成药具有性质稳定、疗效确切、毒副作用相对较小,服用、携带、贮藏保管方便等特点。

【重点和难点解析】

1. 越鞠丸为治气、血、痰、火、湿、食诸郁的常用方。

2. 柴胡疏肝丸是由四逆散化裁而成,功善疏肝解郁。

3. 枳实消痞丸以行气之枳实、厚朴与补气健脾之四君子汤配伍,组成消补兼施、辛开苦降之剂。

4. 苏子降气丸为降气平喘以治"上实下虚",但以"上实"为主。

5. 血府逐瘀胶囊是活血化瘀,治疗胸中瘀血证的主方。膈下逐瘀汤主治腹中瘀血。少腹逐瘀丸主治少腹寒凝瘀阻诸证。

6. 枳实导滞丸与木香槟榔丸均为消、下并用,消食导滞之剂,枳实导滞丸适用于湿热食积内阻肠胃之轻证;木香槟榔丸以诸多行气药配伍攻下药,其攻破之力较强,主治湿热食积之重证。健脾丸为消补兼施之剂,主治脾虚食停之证。

7. 安宫牛黄丸、局方至宝散、紫雪丹均为凉开性质的成药,合称凉开"三宝",均用于治疗热闭心包之证。但具体运用略有区别:安宫牛黄丸长于清热解毒、开窍镇惊,适用于热陷心包、神昏谵语之证;局方至宝散以化浊开窍、清热解毒为主,主治痰浊偏盛、热闭昏厥之证;紫雪丹清热解毒之效虽不及安宫牛黄丸,开窍之力不及局方至宝散,但长于息风解痉,故对热陷厥阴、神昏而有痉厥者较为适宜,此外兼有泻热通便之效。

【方法指津】

1. 根据病情轻重缓急,选择合适的药物和合适的剂型。如急性危重期应选择起效快、作用强的药物和剂型。

2. 中成药的成分组成、药量配比一成不变,不能灵活多变、随症加减。

3. 外用中成药分为五官科类、痔疮类、皮肤类。五官科类外用中成药主要采用黏膜给药途径,适用于鼻腔、咽喉、口腔、耳、眼等疾患。处方组成以外用药如朱砂、冰片、硼砂等为主。

4. 皮肤类外用中成药主要适用于跌打损伤的瘀血肿痛、风湿痹痛、皮肤疮痈肿毒、痄腮及脘腹冷痛等。

【测试习题】

一、填空题

1. 越鞠丸所治的"郁证"系由_____、_____气机郁滞,以致_____、_____、_____、_____、_____、_____相因而郁。

2. 越鞠丸是治疗_____的代表方。

3. 越鞠丸的运用,以_____、脘腹胀痛、饮食不消为证治要点。

4. 柴胡疏肝散的运用,以_____、脉弦为证治要点。

5. 枳实消痞丸的功用是_____、_____。

6. 苏子降气汤配伍肉桂的意义是_____、_____。

7. 苏子降气汤的组方特点是_____、_____。

8. 理血剂是治疗_____证的方剂。

9. 血府逐瘀胶囊的配伍特点是_____、_____、_____。

10. 生化汤具有_____和_____的功用。

11. 桂枝茯苓丸有_____和_____的功效。

12. 使用止血剂应本着_____和_____的原则。

13. _____为急救止血剂,其功效是_____。

14. 安神剂分为_____和_____。

15. 重镇安神适用于_____、_____所致的失眠。

16. 应用天王补心丹时应以_____、____、_____,舌_____,脉_____为证治要点。

17. 天王补心丹中的"三参"是_____、_____、_____。

18. 天王补心丹中的"二仁"是_____、_____。

19. 天王补心丹中的"二冬"是_____、_____。

20. 二陈丸中半夏、橘红以_____,故方以"二陈"为名。

21. 二陈丸是治_____痰之主方。

22. 二陈丸中用少许乌梅肺气,与半夏相伍,使祛痰而不伤正。并有_____、_____之意。

23. 清气化痰丸为治_____的常用方剂。系由_____加减化裁而成。以咳嗽、_____、苔黄腻、脉数为证治要点。

24. 半夏白术丸系由＿＿＿＿＿＿加味而成。为＿＿＿＿＿＿而设,以眩晕呕恶、舌苔白腻为证治要点。

25. 保和丸的药物组成有＿＿＿＿＿、＿＿＿＿＿、＿＿＿＿＿、＿＿＿＿＿、＿＿＿＿＿、＿＿＿＿＿。

26. 枳实导滞丸是消法与＿＿＿＿＿并用之剂,用于泄泻、下痢,亦属＿＿＿＿＿之法。

27. 健脾丸的功用是＿＿＿＿＿、＿＿＿＿＿,组成中含有＿＿＿＿＿、＿＿＿＿＿、＿＿＿＿＿成方。其主治证为＿＿＿＿＿。

28. 金锁固精丸是治疗遗精的临床常用方剂,主要适用于肾气不固、肾阳虚衰的遗精病症,临床病人有时是禁忌使用的,如感冒发热、＿＿＿＿＿、＿＿＿＿＿、＿＿＿＿＿等邪实病症。

二、选择题

A1 型题

1. 龙胆泻肝丸中配用生地、当归的意义是
    A. 滋阴养血 　　　　　　B. 清热解毒 　　　　　　C. 养阴生津
    D. 滋肾养肝 　　　　　　E. 健脾消痞

2. 麻子仁丸的组成中不含
    A. 大黄 　　　　　　　　B. 芍药 　　　　　　　　C. 枳实
    D. 芒硝 　　　　　　　　E. 厚朴

3. 主治肾阳不足的方剂是
    A. 小建中汤 　　　　　　B. 平胃散 　　　　　　　C. 逍遥散
    D. 右归丸 　　　　　　　E. 半夏泻心汤

4. 下列不属于温里剂的方剂是
    A. 小建中汤 　　　　　　B. 越鞠丸 　　　　　　　C. 小建中汤
    D. 当归四逆汤 　　　　　E. 四逆汤

5. 下痢兼有表证,最佳选方是
    A. 藿香正气散 　　　　　B. 芍药汤 　　　　　　　C. 保和丸
    D. 参苓白术散 　　　　　E. 四神丸

6. 以清热泻火、利尿通淋为主要作用的方剂是
    A. 龙胆泻肝汤 　　　　　B. 五苓散 　　　　　　　C. 小蓟饮子
    D. 导赤散 　　　　　　　E. 八正散

7. 理中丸的功效是
    A. 温中散寒,降逆止呕　　　　　　B. 温中散寒,补气健脾
    C. 温经散寒,养血通脉　　　　　　D. 温中补虚,降逆止呕
    E. 温中补虚,和里缓急

8. 治疗湿滞脾胃证,最佳选方是
    A. 平胃散 　　　　　　　B. 清胃黄连汤 　　　　　C. 凉膈散
    D. 清胃散 　　　　　　　E. 芩连四物汤

9. 带下量多,色黄如脓,或黄白相间,或浑浊如泔水,气味秽浊。首选
    A. 完带汤 　　　　　　　B. 易黄汤 　　　　　　　C. 龙胆泻肝药
    D. 内补丸 　　　　　　　E. 止带方

10. 用于食积停滞,脘腹胀满,嗳腐吞酸,不欲饮食的是
    A. 大承气汤　　　　　　B. 保和丸　　　　　　C. 木香顺气散
    D. 少腹逐瘀汤　　　　　E. 小建中汤

11. 越鞠丸的功效是
    A. 疏肝解郁　　　　　　B. 行气解郁　　　　　C. 行气止痛
    D. 行气消食　　　　　　E. 疏肝理气

12. 越鞠丸的药物组成是
    A. 柴胡、香附、川芎、神曲、陈皮　　　　B. 菊花、山栀、川芎、甘草、神曲
    C. 苍术、厚朴、陈皮、香附、山栀　　　　D. 香附、麦牙、川芎、苍术、陈皮
    E. 川芎、山栀、神曲、香附、苍术

13. 治气、血、痰、火、湿、食郁结的方剂是
    A. 半夏厚朴汤　　　　　B. 半夏泻心汤　　　　C. 枳实消痞丸
    D. 越鞠丸　　　　　　　E. 保和丸

14. 柴胡疏肝丸主治
    A. 肝郁脾虚　　　　　　B. 肝气郁滞　　　　　C. 肝郁化火
    D. 肝郁血瘀　　　　　　E. 肝气犯胃

15. 组成中有柴胡、香附、川芎的方剂是
    A. 越鞠丸　　　　　　　B. 逍遥散　　　　　　C. 一贯煎
    D. 四逆散　　　　　　　E. 柴胡疏肝丸

16. 越鞠丸中清热泻火,以治火郁的药物是
    A. 黄连　　　　　　　　B. 黄芩　　　　　　　C. 山栀
    D. 石膏　　　　　　　　E. 龙胆草

17. 活血祛瘀属于"八法"中的
    A. 温法　　　　　　　　B. 消法　　　　　　　C. 下法
    D. 和法　　　　　　　　E. 清法

18. 血府逐瘀胶囊中配伍牛膝的主要作用是
    A. 补肾活血,祛瘀通经　　　　　　B. 补益肝肾,引血下行
    C. 通利血脉,引血下行　　　　　　D. 活血祛瘀,利水通淋
    E. 以上都不是

19. 血府逐瘀胶囊的功用是
    A. 活血祛瘀,养血清热　　　　　　B. 活血祛瘀,行气止痛
    C. 活血祛瘀,疏肝通络　　　　　　D. 活血祛瘀,散结止痛
    E. 活血祛瘀,温经止痛

20. 桂枝茯苓丸证的病机是
    A. 寒凝血瘀,留阻胞宫　　　　　　B. 冲任虚寒,瘀血内停
    C. 瘀血停蓄下焦,气血瘀滞　　　　D. 瘀阻胞宫,损伤胎元
    E. 子宫虚冷,寒凝胞宫

21. 主治肠风脏毒下血证的最佳方剂是
    A. 四生丸　　　　　　　B. 十灰丸　　　　　　C. 牛黄解毒丸
    D. 黄土汤　　　　　　　E. 槐角丸

22. 天王补心丸的组成中有
    A. 天冬、麦冬　　　　　　B. 冬葵子、当归　　　　　　C. 忍冬藤、丹参
    D. 冬瓜子、茯苓　　　　　E. 款冬花、五味子

23. 方中人参、丹参、玄参同用的方剂是
    A. 清营汤　　　　　　　　B. 四妙勇安汤　　　　　　　C. 复元活血汤
    D. 补中益气汤　　　　　　E. 天王补心汤

24. 丹参在天王补心丸中的作用是
    A. 活血祛瘀　　　　　　　B. 凉血活血　　　　　　　　C. 清心活血
    D. 活血止血　　　　　　　E. 凉血安神

25. 天王补心丹的主治是
    A. 阳虚血少,神志不安　　　　　　　B. 气虚血少,神志不安
    C. 阴虚血少,神志不安　　　　　　　D. 气血两虚,神志不安
    E. 阴阳两虚,神志不安

26. 天王补心丹的功用是
    A. 益气补血,养心安神　　　　　　　B. 滋阴补血,养心安神
    C. 温阳益气,养心安神　　　　　　　D. 滋阴益气,养心安神
    E. 补血温阳,养心安神

27. "治痰不治脾胃,非其治也"的理论依据是
    A. 脾主统血　　　　　　　B. 脾主肌肉汤　　　　　　　C. 脾为后天之本
    D. 脾为生痰之源　　　　　E. 脾主升清

28. 治痰剂中常配伍的药物是
    A. 理气药　　　　　　　　B. 清热药　　　　　　　　　C. 温里药
    D. 平肝药　　　　　　　　E. 化湿药

29. 在祛痰剂正方中出现次数最多的药是
    A. 陈皮　　　　　　　　　B. 半夏　　　　　　　　　　C. 茯苓
    D. 枳实　　　　　　　　　E. 瓜蒌

30. 二陈丸主治
    A. 燥痰咳嗽　　　　　　　B. 热痰咳嗽　　　　　　　　C. 湿痰咳嗽
    D. 寒痰咳嗽　　　　　　　E. 风寒眩晕

31. 治湿痰证之基础方是
    A. 温胆汤　　　　　　　　B. 清气化痰丸　　　　　　　C. 贝母瓜蒌散
    D. 半夏白术丸　　　　　　E. 二陈丸

32. 治疗痰热咳嗽之代表方是
    A. 清气化痰丸　　　　　　B. 温胆汤　　　　　　　　　C. 二陈丸
    D. 贝母瓜蒌散　　　　　　E. 滚痰丸

33. 保和丸的服药时间应该是
    A. 食前　　　　　　　　　B. 食后　　　　　　　　　　C. 食远
    D. 睡前　　　　　　　　　E. 晨起

34. 保和丸的君药是
    A. 神曲　　　　　　　　　B. 山楂　　　　　　　　　　C. 陈皮

D. 莱菔子   E. 半夏

35. 保和丸中降逆止呕的药是

    A. 山楂   B. 陈皮   C. 半夏

    D. 生姜   E. 生姜、半夏

36. 保和丸中清热散结的药物是

    A. 神曲   B. 莱菔子   C. 栀子

    D. 连翘   E. 连翘、栀子

37. 治疗食积的通用方是

    A. 保和丸   B. 越鞠丸   C. 枳实导滞丸

    D. 二陈汤   E. 健脾丸

38. 参附注射液的适应证是

    A. 大量失血   B. 阳气暴脱   C. 阴津大亏

    D. 全身疼痛   E. 肝气郁结

39. 缩泉丸的君药是

    A. 乌药   B. 益智仁   C. 山药

    D. 甘草   E. 陈皮

40. 治疗五更泻的中成药是

    A. 四神丸   B. 缩泉丸   C. 桑螵蛸散

    D. 金锁固金丸   E. 补中益气丸

41. 用于补益肾阳的中成药是

    A. 四神丸   B. 六味地黄丸   C. 左归丸

    D. 右归丸   E. 归脾丸

42. 用于补益肾阴的中成药是

    A. 右归丸   B. 补中益气丸   C. 五子衍宗丸

    D. 十全大补丸   E. 麻子仁丸

43. 具有滋肾明目功效的中成药是

    A. 知柏地黄丸   B. 补益蒺藜丸   C. 桑葚膏

    D. 补肾益寿胶囊   E. 龙胆泻肝丸

44. 属外用中成药的是

    A. 补中益气丸   B. 紫金锭   C. 龙胆泻肝丸

    D. 归脾丸   E. 六味地黄丸

45. 主治水、火、电灼伤,皮肤损伤的是

    A. 如意金黄散   B. 拔毒生肌散   C. 京万红软膏

    D. 正骨水   E. 片仔癀

46. 如意金黄散的君药是

    A. 苍术、厚朴   B. 白芷、姜黄   C. 天花粉、大黄

    D. 陈皮、厚朴   E. 天南星、白芷

47. 正骨水属于

    A. 治疮疡剂   B. 治烧伤剂   C. 治外伤骨折肿痛剂

    D. 治痔肿剂   E. 治疹痒剂

48. 关于京万红软膏说法错误的是
    A. 烧伤烫伤感染者禁用　　　B. 孕妇慎用　　　　　　　C. 出现过敏时停止使用
    D. 不可内服　　　　　　　　E. 创面溃烂时禁用

49. 冰硼散属于
    A. 化痰利咽剂　　　　　　　B. 滋润利咽剂　　　　　　C. 化腐利咽剂
    D. 开音利咽剂　　　　　　　E. 清热利咽剂

50. 如意金黄散治疗红肿、烦热、疼痛时，需要用
    A. 醋调敷　　　　　　　　　B. 葱酒调敷　　　　　　　C. 清茶调敷
    D. 蜂蜜调敷　　　　　　　　E. 植物油调敷

51. 不含有朱砂的中成药有
    A. 冰硼散　　　　　　　　　B. 养血安神片　　　　　　C. 天王补心丹
    D. 安宫牛黄丸　　　　　　　E. 归脾丸

52. 七厘散中不含有的药物组成有
    A. 自然铜　　　　　　　　　B. 朱砂　　　　　　　　　C. 血竭
    D. 当归　　　　　　　　　　E. 没药

53. 关于云南白药外用剂型说法不正确的是
    A. 孕妇禁用
    B. 妇女月经期及哺乳期慎用
    C. 运动员慎用
    D. 过敏体质及本品过敏者慎用
    E. 服用本药第一天，忌食蚕豆、鱼类等食物

54. 紫金锭外用可以治疗
    A. 脘腹胀痛　　　　　　　　B. 痢疾泄泻　　　　　　　C. 咳嗽
    D. 哮喘　　　　　　　　　　E. 喉风

55. 片仔癀可以清热解毒、凉血化瘀、消肿止痛，用于治疗热毒血瘀所致急慢性病毒性肝炎、痈疽疔疮、无名肿毒、跌打损伤及各种炎症，其君药为
    A. 牛黄　　　　　　　　　　B. 麝香　　　　　　　　　C. 三七
    D. 麻黄　　　　　　　　　　E. 珍珠

A2 型题

56. 李女士，20 岁。月经先后不定，经量或多或少，色正常，经行不畅，乳房、胸胁、少腹胀痛，心烦易怒，两胁不适，善太息，苔薄白，脉弦。首选药为
    A. 少腹逐瘀丸　　　　　　　B. 丹栀逍遥丸　　　　　　C. 木香顺气丸
    D. 开胸顺气丸　　　　　　　E. 小柴胡滴丸

57. 隋先生，38 岁。胸膈痞闷，脘腹胀痛，嗳腐吞酸，恶心呕吐，饮食不消，脉弦滑。治宜选用
    A. 越鞠丸　　　　　　　　　B. 四君子丸　　　　　　　C. 理中丸
    D. 半夏泻心汤　　　　　　　E. 吴茱萸汤

58. 胸痛，头痛，痛如针刺，脉涩或弦紧，舌边有瘀点或瘀斑者治宜选用
    A. 苏子降气丸　　　　　　　B. 失笑散　　　　　　　　C. 丹参饮
    D. 一贯煎　　　　　　　　　E. 越鞠丸

59. 李先生,78 岁。突然吐血 5 天,血色鲜红,伴有口干咽燥,舌红,脉弦数,治宜选
    A. 咯血方　　　　　　　　B. 十灰丸　　　　　　　　C. 四生丸
    D. 犀角地黄汤　　　　　　E. 黄连解毒汤

60. 李女士,53 岁。反复胸闷胸痛 2 个月余来诊,心胸刺痛,痛处固定不移,每次持续 1~2 分钟,常因情志不遂而诱发,心悸不宁,心胸憋闷不适。舌质紫黯有瘀斑,脉象结代。其治疗首选方是
    A. 半夏天麻丸　　　　　　B. 脑心通胶囊　　　　　　C. 当归丸
    D. 血府逐瘀胶囊　　　　　E. 龙胆泻肝丸

61. 冲任虚寒,瘀血阻滞而致的月经不调,妇女久不受孕,应首选
    A. 四物汤　　　　　　　　B. 胶艾汤　　　　　　　　C. 痛经丸
    D. 生化丸　　　　　　　　E. 艾附暖宫丸

62. 证见虚烦少眠,心悸神疲,梦遗健忘,大便干结,口舌生疮,舌红少苔,脉细数者,治宜选用
    A. 酸枣仁胶囊　　　　　　B. 天王补心丸　　　　　　C. 归脾丸
    D. 甘麦大枣汤　　　　　　E. 朱砂安神丸

63. 王女士,35 岁。素体虚弱,面色萎黄,近来感心慌失眠,月经量多,舌淡,脉细。选用以下哪个方剂治疗
    A. 参苓白术散　　　　　　B. 补中益气丸　　　　　　C. 柏子养心丸
    D. 逍遥丸　　　　　　　　E. 知柏地黄丸

64. 证见痰多白色易咯,胸膈痞闷,恶心呕吐,肢体倦怠,或头眩心悸,舌苔白润,脉滑者,治宜选用
    A. 茯苓丸　　　　　　　　B. 温胆汤　　　　　　　　C. 小陷胸汤
    D. 二陈丸　　　　　　　　E. 苓甘五味姜辛汤

65. 证见痰稠色黄,咯之不爽,胸膈痞闷,甚则气急呕恶,舌质红苔黄腻,脉滑数者,治宜选用
    A. 滚痰丸　　　　　　　　B. 半夏白术丸　　　　　　C. 清气化痰丸
    D. 温胆汤　　　　　　　　E. 苓甘五味姜辛汤

66. 忽然发作眩仆倒地,不省人事,甚至抽搐,目斜口歪,痰涎直流,叫喊作声者,治宜选用
    A. 镇肝息风汤　　　　　　B. 补阳还五汤　　　　　　C. 牵正散
    D. 医痫丸　　　　　　　　E. 滚痰丸

67. 婴儿腹泻属食积内停者,宜选用
    A. 保和丸　　　　　　　　B. 木香槟榔丸　　　　　　C. 健脾丸
    D. 肥儿丸　　　　　　　　E. 布袋丸

68. 食滞较重,脘腹胀满,舌苔黄腻,大便秘结,宜选用
    A. 保和丸　　　　　　　　B. 保和丸加枳实、槟榔　　C. 枳实导滞丸
    D. 木香槟榔丸　　　　　　E. 大承气汤

69. 黄芪注射液不能治疗的病症是
    A. 自汗　　　　　　　　　B. 心悸　　　　　　　　　C. 乏力
    D. 头痛　　　　　　　　　E. 浮肿

70. 醒脑静注射液的主要功效不包含

A. 清热泻火   B. 疏通经络   C. 凉血解毒

D. 开窍醒脑   E. 以上都是

71. 清开灵注射液的主要作用没有

A. 解毒利咽   B. 清热泻火   C. 疏肝理气

D. 镇惊安神   E. 以上都不是

72. 天麻钩藤颗粒不能治疗的病症是

A. 胸闷   B. 头痛   C. 失眠

D. 眼花   E. 耳鸣

A3 型题

（73~75 题共用题干）

张先生，34 岁。脘腹痞胀，食少难消，口苦、大便溏薄不爽，舌苔黄腻，脉濡而数。

73. 可辨证为

A. 食滞胃脘   B. 湿热蕴结   C. 中焦虚寒

D. 脾气亏虚   E. 脾虚湿热

74. 宜选用

A. 越鞠丸   B. 四君子丸   C. 理中丸

D. 半夏泻心汤   E. 枳实消痞丸

75. 方中的主要理气药是

A. 枳实   B. 陈皮   C. 木香

D. 槟榔   E. 青皮

（76~77 题共用题干）

张女士，25 岁。漏下不止，傍晚发热，手心烦热，唇口干燥，少腹里急，腹满。

76. 治宜选用

A. 黄土汤   B. 痛经丸   C. 血府逐瘀胶囊

D. 桃核承气汤   E. 大黄牡丹皮汤

77. 其所治疗病证的病机是

A. 寒凝血瘀   B. 冲任虚寒   C. 瘀血内停

D. 下焦蓄血   E. 气血瘀滞

（78~80 题共用题干）

李女士，18 岁。两个月来因学习紧张，压力较大，夜间经常难以入睡，多梦，伴心悸健忘，肢倦乏力，纳少便溏，舌淡苔白，脉细弱。

78. 其辨证为

A. 心胆气虚   B. 心脾两虚   C. 阴虚火旺

D. 痰浊壅塞   E. 心肾不交

79. 其治法为

A. 交通心肾，引火归元   B. 滋阴降火，养心安神

C. 补养心脾，以生气血   D. 养血清肝，镇惊安神

E. 益气镇惊，安神定志

80. 其最佳方剂为

A. 甜梦胶囊   B. 天王补心丸   C. 酸枣仁汤

D. 柏子养心丸　　　　　E. 交泰丸

（81~83 题共用题干）

陈女士,28 岁。眩晕头痛,胸闷呕恶,舌苔白腻,脉弦滑。

81. 治宜选用

　　A. 平胃丸　　　　　　B. 二陈丸　　　　　　C. 茯苓丸

　　D. 半夏白术丸　　　　E. 以上都不是

82. 其主治证是

　　A. 湿痰咳嗽证　　　　B. 热痰咳嗽证　　　　C. 燥痰咳嗽证

　　D. 寒痰咳嗽证　　　　E. 风痰上扰证

83. 其功用是

　　A. 润肺清热,理气化痰　　　　　　B. 燥湿化痰,平肝息风

　　C. 燥湿化痰,理气和中　　　　　　D. 燥湿行气,软坚化痰

　　E. 燥湿健脾,软坚化痰

（84~86 题共用题干）

陈女士,48 岁。见食少难消,脘腹痞闷,大便溏薄,苔腻微黄,脉虚无力。

84. 辨证为

　　A. 脾虚胃弱,饮食内停　　　　　　B. 脾虚胃弱,湿痰内生

　　C. 脾虚胃弱,中气下陷　　　　　　D. 脾虚胃弱,气机不畅

　　E. 脾虚胃弱,湿热内生

85. 治法是

　　A. 健脾消食　　　　　B. 健脾益胃　　　　　C. 升阳止泻

　　D. 行气导滞　　　　　E. 健脾燥湿

86. 可选最佳方剂是

　　A. 保和丸　　　　　　B. 槟榔四消丸　　　　C. 枳实导滞丸

　　D. 香连丸　　　　　　E. 健脾丸

A4 型题

（87~90 题共用题干）

奚先生,68 岁。咳喘短气,痰多稀白,胸膈满闷,腰痛脚软,两下肢略有浮肿,舌苔白滑,脉弦滑。

87. 此辨证分型属于

　　A. 痰浊壅塞　　　　　B. 上盛下虚　　　　　C. 寒饮伏肺

　　D. 肾阳亏虚　　　　　E. 脾阳亏虚

88. 宜选用

　　A. 定喘丸　　　　　　B. 苏子降气丸　　　　C. 小青龙合剂

　　D. 四磨汤　　　　　　E. 苓甘五味姜辛汤

89. 下肢略有浮肿的病机是

　　A. 风邪束表　　　　　B. 痰壅气滞　　　　　C. 寒饮伏肺

　　D. 肾元亏虚　　　　　E. 脾阳亏虚

90. 此证治疗时应重用下列哪味药

　　A. 肉桂　　　　　　　B. 苏子　　　　　　　C. 半夏

D. 干姜　　　　　　　　E. 细辛

（91~94 题共用题干）

王先生,48 岁。近三月来失眠,加重 10 天,伴腰酸腿软,耳鸣遗精,心胸烦闷,多梦健忘,大便干,小便短赤,舌红少苔,脉细数。

91. 此证应辨为

A. 气血不足,心脾两虚　　　　　B. 心火下移小肠
C. 心火旺盛,火扰精室　　　　　D. 心肾不足,阴虚火旺
E. 肾虚精亏,膀胱湿热

92. 治疗立法应为

A. 滋肾清热,补心安神　　　　　B. 清肝泻火,宁心安神
C. 清心利水　　　　　　　　　　D. 益气生血,健脾养心
E. 补肾填精,清利湿热

93. 治疗宜选用

A. 知柏地黄丸　　　B. 导赤散　　　C. 归脾丸
D. 六味地黄丸　　　E. 天王补心丸

94. 方中的药物有

A. 地龙、生地　　　B. 生地、桔梗　　　C. 地龙、熟地
D. 地肤子、地龙　　E. 地肤子、生地

（95~98 题共用题干）

李女士,25 岁。咳嗽 3 天,咽痒,咳痰稀薄,微有恶寒发热,舌淡红,苔薄白,脉浮。

95. 治宜选用

A. 橘红丸　　　B. 止咳宁嗽丸　　　C. 小青龙合剂
D. 强力枇杷露　　E. 急支糖浆

96. 其所致病证的病机是

A. 风邪犯肺　　　B. 寒邪犯肺　　　C. 燥邪犯肺
D. 风寒束表　　　E. 寒饮伏肺

97. 外感咳嗽与内伤咳嗽,下列哪项无鉴别诊断意义

A. 有无表证　　　B. 起病的缓急　　　C. 病程的长短
D. 属虚属实之不同　　E. 咳痰的多少

98. 咳嗽初起,最易"闭门留寇"的是哪类药

A. 苦寒药　　　B. 温补药　　　C. 收涩药
D. 镇咳药　　　E. 通下药

（99~102 题共用题干）

慢性痢疾病人,症见脘腹胀痛,下痢不畅,小便短赤,舌红苔黄腻,脉沉滑有力。

99. 病机是

A. 脾虚胃弱,饮食停滞　　　　　B. 湿热食积,内阻肠胃
C. 脾不升清,中气下陷　　　　　D. 脾虚胃弱,气机不畅
E. 感受湿热之邪

100. 治法是

A. 健脾消食　　　B. 涩肠止泻　　　C. 升阳止泻

D. 消导化积,清热祛湿　　E. 健脾益气,清热燥湿

101. 可选最佳方剂
A. 保和丸　　B. 补中益气丸　　C. 枳实导滞丸
D. 木香顺气丸　　E. 保济丸

102. 方中君药是
A. 大黄　　B. 枳实　　C. 枳实、大黄
D. 芒硝　　E. 大黄、芒硝

三、简答题

1. 何谓理气剂?
2. 越鞠丸是否以香附为君? 为什么?
3. 越鞠丸治气、血、痰、火、食、湿郁结,方中为什么不配伍祛痰药?
4. 柴胡疏肝散的主治病证及临床表现有哪些?
5. 何谓理血剂?
6. 血府逐瘀胶囊主治病证及临床表现有哪些?
7. 桂枝茯苓丸的服法规定极为严格,其道理是什么?
8. 生化丸为什么重用当归?
9. 天王补心丸是否以生地为君药? 为什么?
10. 天王补心丹的主治病证及临床表现有哪些?
11. 祛痰剂中为何常配以理气药?
12. 你是怎样理解"善治痰者,治其生痰之源"这句话的?
13. 保和丸主治何证? 证治要点是什么?
14. 枳实导滞丸主治何证? 证治要点是什么?
15. 健脾丸主治何证? 证治要点是什么?
16. 枳实消痞丸与健脾丸两方的用药特点及主治有何异同?
17. 开窍中成药凉开"三宝"有哪些? 如何区别应用?
18. 平肝息风中成药有哪些适应证?
19. 固涩类中成药主要用于哪些病症?
20. 什么是外用中成药?
21. 常用的外用中成药的剂型有哪些?
22. 冰硼散的药物组成是什么? 其临床适应证有哪些?
23. 京万红软膏的药物组成是什么? 其临床适应证有哪些?

四、论述题

1. 比较苏子降气汤与小青龙汤的主治病证、临床表现、功用及主要药物配伍方面的异同。
2. 试述血府逐瘀胶囊、少腹逐瘀丸的异同点。
3. 活血祛瘀剂配伍行气药、补气药和养血药的意义是什么?
4. 比较酸枣仁汤与天王补心丹在主治、临床表现、主要配伍方面的异同。
5. 祛痰剂、理血剂、祛湿剂、消食剂中为何常配理气药?

【参考答案】

一、填空题

1. 肝　脾　气　血　痰　火　湿　食

2. 郁证

3. 胸膈痞闷

4. 胸胁胀痛

5. 行气消痞　健脾和胃

6. 温补下元　纳气以平喘

7. 治上顾下　标本兼顾

8. 血瘀出血证

9. 既行血分瘀滞　又解气分郁结　活血而不耗血　祛瘀又能生新

10. 化瘀生新　温经止痛

11. 活血化瘀　缓消癥块

12. 急则治标　缓则治本

13. 十灰丸　凉血止血

14. 重镇安神　补养安神

15. 心阳偏亢　火热扰心

16. 心悸　失眠　手足心热　红少苔　细数

17. 人参　丹参　玄参

18. 酸枣仁　柏子仁

19. 天冬　麦冬

20. 陈久者良

21. 湿

22. 收敛散中有收　欲劫之而先聚之

23. 热痰　二陈汤　痰稠色黄

24. 二陈丸　风痰眩晕

25. 山楂　神曲　莱菔子　半夏　茯苓　连翘　陈皮

26. 下法　通因通用

27. 健脾和胃　消食止泻　香连丸　四君子汤　异功散　脾虚停食

28. 邪气壅盛　湿热内盛　痰涎壅滞

二、选择题

1. A　2. D　3. D　4. B　5. A　6. E　7. B　8. A　9. B　10. B　11. B　12. E
13. D　14. B　15. E　16. C　17. B　18. C　19. B　20. D　21. E　22. A　23. E　24. C
25. C　26. B　27. D　28. A　29. C　30. C　31. E　32. A　33. C　34. B　35. C　36. D
37. A　38. B　39. B　40. A　41. D　42. C　43. B　44. C　45. C　46. C　47. C　48. E
49. E　50. C　51. E　52. D　53. C　54. E　55. A　56. B　57. A　58. B　59. B　60. D

61. B 62. B 63. C 64. D 65. C 66. D 67. A 68. D 69. D 70. B 71. C 72. A
73. E 74. E 75. A 76. D 77. D 78. B 79. C 80. A 81. D 82. E 83. B 84. A
85. A 86. E 87. B 88. B 89. D 90. B 91. D 92. A 93. E 94. A 95. B 96. A
97. E 98. C 99. B 100. D 101. C 102. A

三、简答题

1. 答：以理气药为主组成，具有行气或降气的作用，用于治疗气滞或气逆的方剂。

2. 答：是。本方主治因肝脾气机郁滞，以致血、痰、火、湿、食相因成郁。治宜行气为主，使气行则血行，气畅通无阻则痰、火、湿、食自解。香附善于行气解郁。

3. 答：越鞠丸治气、血、痰、火、食、湿郁结之证，痰多由脾湿所生，亦与气、火、食有关，气机流畅，湿去火消，诸郁得解，则痰郁随之而消。

4. 答：本方主治肝气郁滞证，证见胁肋疼痛，嗳气太息，脘腹胀满，脉弦。

5. 答：凡以理血药为主组成，具有活血化瘀或止血作用，治疗瘀血或出血证的方剂，统称理血剂。

6. 答：血府逐瘀胶囊主治胸中瘀血证。证见胸痛、头痛日久，痛如针刺而有定处，唇黯或眼睑黯黑，舌黯红或有瘀斑，脉涩或弦紧为主证。

7. 答：桂枝茯苓丸属活血化瘀之剂，性多破泄，易于动血，损伤胎气，引起坠胎，故孕妇禁用。然本方所治之证，是属妇人素有瘀血癥块，造成妊娠下血不止，胎动不安，治宜渐消缓散，不可峻攻猛破，既能祛邪，又护胎元。若攻之过急，则易伤及胎元，造成坠胎。临床运用应注意掌握好用量。

8. 答：生化丸主治产后受寒致恶露不行之证，根据虚则补之、寒者温之、结者散之的理论，宜立温补兼以祛瘀之法。故方中重用当归为君药，使血气充足，经脉周流，瘀散于生新之中。

9. 答：天王补心丹是以生地为君药。因为本方所治的惊悸失眠、虚烦神疲、梦遗健忘以及口舌生疮等症是由于心肾两虚、阴血虚少、虚火内扰所致，而生地甘寒，具有滋阴清热、养血之功，且用量独重，以针对主证主因起主要治疗作用，故为君药。

10. 答：天王补心丹主治阴血虚少、神志不安证。证见心悸失眠，虚烦神疲，梦遗健忘手足心热，口舌生疮，舌红少苔，脉细数。

11. 答：痰随气而升降，气行则痰行；同时痰多黏滞，易阻滞气机，故祛痰剂中常配伍理气药。

12. 答：脾为生痰之源，脾虚运化无力，则痰湿内停。此时治疗不但要祛除已生之痰，还要治其生痰之源，健脾助运，标本兼顾，即"善治痰者，治其生痰之源"。

13. 答：主治食积。其证治要点是：脘腹胀满，嗳腐厌食，苔厚腻，脉滑。

14. 答：主治湿热食积证。其证治要点是：脘腹胀痛，大便失常，苔黄腻，脉沉有力。

15. 答：主治脾虚停食证。其证治要点是：脘腹痞闷，食少难消，大便溏薄，苔腻微黄，脉虚弱。

16. 答：两方均为消补兼施之剂，然前方枳实、厚朴用量独重，着重于行气、消痞，消重于补，且黄连用量大于干姜，主治虚实相兼、寒热错杂、热重于寒、实多虚少之心下痞满。而后方健脾药居多，重在健脾消食，补重于消，适用于脾虚食积。

17. 开窍中成药的凉开"三宝"是指安宫牛黄丸、局方至宝散、紫雪丹。

三者的区别是：安宫牛黄丸长于清热解毒、开窍镇惊，适用于热陷心包、神昏谵语之证；局方至宝散以化浊开窍、清热解毒为主，主治痰浊偏盛、热闭昏厥之证；紫雪丹长于息风解痉，对热陷厥阴，神昏而有痉厥者较为适宜，此外兼有泻热通便之效。

18. 平肝息风中成药主要用于肝阳上亢、亢阳化风所导致的一系列临床病症，主要表现为头目眩晕、头额胀痛、烦闷躁扰，盛则突然昏仆、口眼歪斜、偏身麻木、言语謇涩等。

19. 固涩类中成药具有收敛固摄作用，主要治疗气、血、精、津液耗散滑脱而出现的自汗、盗汗、久咳、久泻、遗精、遗尿等临床病症。

20. 答：外用中成药指中成药外敷或喷涂，通过体表皮肤、黏膜、直肠吸收而起清热解毒、活血化瘀、消肿止痛、祛风除湿、活络止痛、祛腐生新等作用的一类中成药。

21. 答：外用中成药剂型主要有散剂、锭剂、橡胶贴膏剂、膏药剂、气雾剂等，如冰硼散、紫金锭、生肌象皮膏、云南白药气雾剂等。

22. 答：冰硼散出自明·陈实功《外科正宗》，由冰片、硼砂、朱砂、玄明粉等药物组成，主要有清热解毒、消肿止痛等功用，临床用于热毒蕴结所致的咽喉疼痛、牙龈肿痛、口舌生疮。

23. 答：京万红软膏主要有地榆、栀子、大黄、血竭、乳香、没药、白蔹、五倍子、冰片等组成，方中以地榆、栀子等药清热凉血解毒为主，血竭、乳香、没药等药活血消肿止痛为辅，佐以白蔹、五倍子收敛生肌，冰片等药香窜止痛为使，全方共奏消肿止痛收敛生肌之效。主要用于烧伤、烫伤、刀伤、外伤、创面溃疡等症的治疗。

四、论述题

1. 答：

共同点：均用祛痰降逆、止咳平喘之品，故均有祛痰止咳平喘之功，以治咳喘痰多稀白之证。

不同点：苏子降气汤以苏子、厚朴、半夏、前胡配肉桂，一以降气祛痰，一以温肾纳气，适用于痰涎壅肺，兼肾不纳气之喘咳，短气而无表证者。小青龙汤以麻黄、桂枝配干姜、细辛、半夏，一以解表宣肺，一以温化寒饮，适用于内有寒饮、外感风寒之喘咳，兼恶寒发热脉浮者。

2. 答：血府逐瘀胶囊、少腹逐瘀丸均有活血化瘀止痛的功效，均治瘀血证。不同点：主治瘀血证的部位有别，功效亦各有侧重。血府逐瘀胶囊主治瘀在胸中，功效以活血祛瘀为主兼以行气止痛。少腹逐瘀丸主治瘀在少腹偏寒证，故温经止痛作用较优。

3. 答：因为气为血帅，血为气母，一阴一阳，相互为根，两者关系甚为密切，所以气行则血行，气滞则血滞，气机阻滞更加影响瘀血不散，为了增强其活血祛瘀止痛的作用，常常配伍行气药，使气行则血行，血行痛止。气虚鼓动无力，血行缓慢导致瘀血；久用逐瘀剂易伤正气，故活血化瘀剂中又常配伍补气之品，使气旺则血行。血虚多滞，瘀血日久，每耗阴血，逐瘀过猛，也易耗伤阴血，所以又常配伍补血药，使祛瘀而不伤正。

4. 答：酸枣仁汤与天王补心丹均治阴血不足，虚热内扰之心烦失眠。组成方均以养心安神、滋阴补血为主，配以清虚之品。然前者重用酸枣仁养血安神，配伍调气疏肝之川芎，酸收辛散并用，具有养血调肝之妙，证治肝血不足、虚烦不眠，伴头目眩晕、脉弦细等；后者重用生地，并与二冬玄参等滋阴清热药为伍，更与养血安神之品相配，主治阴亏血少、心火上炎、心烦失眠、手足心热、舌红少苔、脉细数者。

5. 答：祛痰剂、理血剂、祛湿剂、消食剂四类方剂中常配有行气药。因为痰性黏滞易阻气机，故行气药以行气导滞；另外，气行则痰行，用行气药还有利于痰涎的排出。瘀血阻滞则气机不行，故配行气药行气导滞；另外，气行则血行，用行气药还可以加速瘀血排出。湿为阴邪，其性重浊黏滞，易阻滞气机，故用行气药导滞；另外，气行则湿行，用行气药有利于湿邪排出。食本为营养物资，但停滞于胃则成为有形之邪，易致脾胃之气上下不行，故配行气药行气和胃；同时还可使脾胃气机调畅，食积难以停滞。

（牛晓玲　曹惠英　李远鹏　谢明夫）

第九章　中医药应用案例选

【内容要点】

1. 辨证论治是中医认识疾病和治疗疾病的基本原则,是中医学对疾病的研究和处理方法。包括辨证和论治两个过程。

2. 辨证和论治是诊治疾病过程中相互联系不可分离的两部分。辨证是决定治疗的前提和依据,论治是治疗的手段和方法。

【重点和难点解析】

1. 临床常用的辨证方法大概有以下几种:八纲辨证、病因辨证、气血津液辨证、脏腑辨证、六经辨证、卫气营血辨证、三焦辨证、经络辨证。

2. 常用的辨证方法在临床应用中是可以相互联系、互相补充的。

3. 病因辨证是着重从病因角度去辨别证候,是外感病辨证的基础。脏腑辨证主要应用于杂病,是各种辨证的基础。六经、卫气营血和三焦辨证,主要是运用于外感热病。经络辨证与气血津液辨证,是与脏腑辨证密切相关、相互补充的一种辨证方法。

【内容指津】

1. 中医临床认识和治疗疾病,既辨病又辨证,但主要不是着眼于"病"的异同,而是将重点放在"证"的区别上,通过辨证而进一步认识疾病。

2. 辨证论治作为指导临床诊治疾病的基本法则,由于它能辨证地看待病和证的关系,既可看到一种病可以包括几种不同的证;又看到不同的病在其发展过程中可以出现同一种证,因此,在临床治疗时,还可以在辨证论治的原则指导下,采取"同病异治"和"异病同治"的方法来处理。

【测试习题】

每个案例习题均要求疾病诊断包括证候、病机分析、治法、代表方。

1. 李先生,20岁,农民。3天前因衣着过少而出现恶寒、发热、头痛、咳嗽之症。痰吐清稀色白,无汗身痛。自以为感冒而服用葱姜水等,微汗出,头痛消失,但余症无明显好转。前一日起,病情发生变化。现症:喘逆上气,胸部胀痛,咳而不爽,痰吐稠黏,息粗鼻扇,形寒,身热,烦闷,无汗,口渴。舌质红,苔薄白且根部微黄、脉浮数。

2. 张先生,50 岁,公务员。平时嗜食肥甘厚味,常酗酒,一年来出现多食易饥,但体重下降,两月之内体重下降 6kg,近三个月来上症加重,并觉口渴欲饮,尿多,大便干结难解,舌质红,苔黄,脉滑数有力。

3. 王女士,40 岁,渔民。主诉:胃脘灼热疼痛 6 天。病史:平素嗜食辛辣,6 天前因食麻辣火锅后,即觉胃脘部灼热疼痛,但未经任何医院就诊,自服维 U 颠茄铝镁片等药治疗,上症缓解不明显,而来我院就诊。刻下见:胃脘灼热疼痛,口干而苦,口渴不欲饮,头重肢困,纳呆恶心,小便色黄,大便不畅,舌苔黄腻,脉象濡数。

4. 林先生,55 岁,2011 年 10 月初诊。病人一周前到北京旅游,归来即感身热恶风,微咳,2 天后咳嗽加剧,咳甚胸痛,痰少而黏,不易咳出,时带血丝,鼻燥咽干,舌尖红少津,苔薄,脉细数。

5. 赵先生,45 岁,工人。2012 年 3 月 13 日初诊。目黄、身黄、尿黄 2 天。平素偏嗜饮酒,2 天前无明显原因出目黄、身黄、尿黄。但未引起重视,今见尿黄、身黄加深而来就诊。刻下见:身目俱黄,色泽鲜明,发热口渴,心中懊恼,腹部胀满,大便秘结,恶心呕吐,纳呆,口苦,胁部胀痛拒按,小便短少而黄,舌苔黄腻,脉弦数。

6. 孙女士,30 岁,工人。尿频、尿急、尿痛 2 天。2 天前朋友相聚喝酒后,出现小便频数,日解 20 多次,尿道灼热刺痛,尿色黄赤,少腹拘急胀痛,伴有恶寒发热,口干口苦,大便秘结,舌红苔黄腻,脉滑数,平素嗜食煎炒辛辣之品。

7. 何女士,51 岁,干部,已婚。2002 年 7 月 26 日,病人自绝经 2 年来,情绪不稳,容易发火,心烦焦虑,面部烘热,口干口苦,夜寐不安,早醒梦多,时觉胃脘灼痛,痛势急迫,伴嗳气泛酸,喜喝冷饮,胃纳尚可,大便偏干,3~5 天一行。舌质红,苔黄腻,脉弦数。

8. 张女士,42 岁,公务员。1997 年 10 月 10 日,右胁肋胀痛一周。一周前因家庭因素,病人出现情志不畅,继而出现右胁肋部胀闷疼痛,疼痛时轻时重,并随情绪波动而变化,曾自服"陈香露白露"治疗,未见明显好转,而来我院就诊。现症见:右胁肋胀痛,走窜不定,并牵及肩背部,嗳气,善太息,纳呆,脘腹胀满,舌苔薄白,脉弦。

9. 李先生,45 岁,发热持续一月余,最高体温达 38℃,经常用各种抗生素、退热药治疗未效。症见:每日午后热势上升,至次早则稍降,病人自觉并不发热。右胁下疼痛而固定不移,口不渴。大便自调,小便利。舌质黯,脉涩。

10. 黄先生,58 岁,渔民。1999 年 2 月就诊。自诉四肢关节疼痛反复发作十余年,加重一个月,症见肢体多个关节疼痛,屈伸不利,关节肿大、晨起僵硬、梭状变形,四肢肌肉萎缩,筋脉拘紧,肘膝不得伸,疼痛夜甚,遇寒冷加重,舌黯红,脉细涩。

11. 赵先生,60 岁,干部。10 年前因受凉后咳嗽。此后每因起居不慎,愈而复发,或迁延不愈。喉痒咳痰不畅,尤以秋冬季为甚,且有逐年加重之势。近两年来,咳嗽更为频繁,咳声重浊,吐痰量多,痰白黏稠,并感胸闷气粗,饮食减少,形体日渐消瘦,体力日渐减退,大便溏泄,舌苔白腻,脉濡滑。

12. 高先生,23 岁,农民。1996 年 6 月 3 日。腹部胀痛 8 小时。病人在发病前一天从乡下进城,晚上和几位同学相聚时,饮食过多冷盘,并喝冷饮,约 2 小时后,即觉腹部胀闷不适,恶心欲吐。因天未亮而未行就诊,续而出现腹痛腹泻,泻后痛减,嗳腐吞酸而来本院急诊。先症见腹部胀满疼痛,嗳腐吞酸,厌食,痛而欲泻,泻后痛减,大便臭秽,舌苔厚腻,脉滑。

13. 吴先生,50岁,2012年9月16日初诊。头痛反复发作4年。患高血压病6年,近4年来经常反复头痛头胀,伴眩晕,心烦易怒,胁痛不适,失眠多梦,口苦,舌质红,苔薄黄,脉沉弦有力。

14. 高先生,72岁,2010年8月18日,突然口眼歪斜,左半身不遂1天。自述1989年开始发现血压升高,平素常感眩晕头痛,耳鸣面赤,腰腿酸软,突然发生口眼歪斜,口角流涎,语言謇涩,左半身不遂,舌体歪斜颤动。舌质红,舌苔黄腻,脉弦细数。

15. 张先生,66岁,2012年1月8日急诊入院。突然昏仆,不省人事,口眼歪斜2小时。病人素有高血压病病史10年,上午9时在活动中突然昏倒,不省人事,出现右半身不遂,口眼歪斜,牙关紧闭,面红气粗,两手握固,鼻鼾痰鸣,肢体强痉拘急,身热汗出,躁扰不宁,舌质红绛,舌苔黄腻,脉弦滑数。

16. 刘先生,77岁,退休干部。2000年7月8日初诊。反复便溏9年余,症状加重一周。9年前因吃隔夜置于冰箱中之冷盘食物后便溏,日解3~6次,无黏液血便,后经某医院诊为"肠炎"而服"氟哌酸""藿香正气水"等治疗后,症状有所缓解,但未能根治,稍因饮食油腻而常反复出现上症。一周前因进食半根油条后又出现解稀烂便,日解3次,为求中医治疗前来就诊。现症见:大便溏薄,夹有不消化食物,食少腹胀,乏力气短,面色萎黄,舌淡苔白,脉细弱。

17. 李先生,35岁,农民。2002年8月6日初诊。反复双下肢浮肿、尿少1年余,复发半月。病人1年来每因劳累后出现双下肢浮肿,尿量减少,夜尿多,头晕,乏力,畏寒,面色苍白,到当地医院就诊,诊断为"慢性肾小球肾炎",经服用中药治疗后,症状时有好转,但病情反复出现,半月来下肢浮肿复发,尿量少,腰酸乏力,畏寒肢冷,进食少,腹部胀满,面色苍白,舌质淡胖,苔白,脉细。

18. 李先生,56岁,干部。心前区闷痛反复发作三年余。每逢劳累则诱发,但自服"消心痛"等药可缓解。近周来因工作繁忙而觉胸部阵阵隐痛,胸闷气短,心中动悸,神疲懒言,倦怠乏力,易汗出,舌质淡红,舌体胖且边有齿痕,苔薄白,脉虚细。

19. 余女士,39岁。2006年6月初诊,腹泻已3年,常因受冷、饮食不慎而反复发作,曾多次就诊,服用中药、西药抗生素治疗,虽有好转,但停药后很快复发,难以治愈。诊见:面色萎黄,倦怠乏力,口渴,纳差,大便稀溏,日5~6次,小便清长。舌淡,苔薄腻,脉细缓。

20. 张先生,71岁,干部,2000年12月3日初诊。病人有四十年吸烟史,十年前就诊断为慢性支气管炎、肺气肿、肺心病,病情反复发作,冬季病情较重。一月来病人喘促气短,呼多吸少,动则喘甚,气不得续,小便常因咳嗽而失禁,面青肢冷,舌淡苔白,脉沉弱。

21. 胡先生,50岁,农民。患肝硬化腹水已一年余。因愤怒而饮酒后诱发,腹大坚满,腹部青筋暴露,形体消瘦,面色晦滞,小便短少,午后潮热,口燥咽干,心烦少寐,鼻时衄血,舌红绛少津,脉弦细数。

22. 蔡先生,56岁,工人。多饮、多食、多尿半年。近10年来常感头晕头痛,经检查诊断为"高血压",服用西药"尼群地平"控制血压。半年前出现口渴多饮、纳食增加、小便量多等症。现见尿频量多,浑浊如脂膏,腰膝酸软,头晕耳鸣,口干唇燥,皮肤干燥,舌红少苔,脉细数。

【参考答案】

1. 诊断:喘证(实喘,表寒里热)

分析:本证由于外感风寒而得。表寒未解,内已化热,热郁于肺,肺气上逆,因而喘逆上气、胸胀或痛、息粗鼻扇；热灼津液为痰，故咳而不爽、痰吐黏稠；热为寒郁，因而有发热仍形寒、烦闷、无汗、身痛；舌质红、苔薄白、脉浮数为表证未除，又见里热之象。

治法：宣肺泄热。

代表方：麻杏石甘汤加减。

2. 诊断：消渴（中消，胃热炽盛）

分析：长期过食肥甘厚味酒醇，损伤脾胃，致运化失职，积热内蕴，化燥伤津，消谷耗液，故多食易饥、口渴欲饮、大便干结难解；形失所养，则体重下降；脾虚转输不利，水谷精微下注，故尿多；舌质红、苔黄、脉滑数有力为内热炽盛之象。

治法：清胃泻火，养阴增液。

代表方：玉女煎加减。

3. 诊断：湿阻（湿困脾胃）

分析：长期涉水作业，正值阴雨季节，外湿侵袭，内困脾胃，致使升降失常，运化不健，故胸闷腹胀、纳食不香、口中黏腻无味、便溏；湿为阴邪，其性重浊，流注肢体，阻遏清阳，故肢体困倦而重、嗜睡、头重如裹；舌苔白腻、脉濡滑为湿邪内困之象。

治法：芳香化湿。

代表方：藿香正气散加减。

4. 诊断：咳嗽（风燥伤肺）

分析：风燥犯肺，肺失清润，故咳嗽、咳甚胸痛、痰少而黏，不易咳出；燥邪伤络，则痰中时带血丝；燥胜则干，故鼻燥咽干；舌尖红少津、苔薄、脉细数为燥邪侵袭上焦之征。

治法：疏风清肺，润燥止咳。

代表方：桑杏汤加减。

5. 诊断：黄疸（阳黄，热重于湿）

分析：根据病人目黄、身黄、尿黄 3 天的临床特征，故诊断为黄疸。因病人平素嗜酒，现症见身目俱黄，色泽鲜明，发热口渴，心中懊恢，腹部胀满，大便秘结，恶心呕吐，纳呆，口苦，胁部胀痛拒按，小便短少而黄，舌苔黄腻，脉弦数等证候，此乃属阳黄的热重于湿证。因平素嗜酒，损脾胃运化，湿浊内生，郁而化热，熏蒸肝胆，发为黄疸。湿热熏蒸，胆汁排泄失常，泛滥肌肤则目黄、身黄。下渗膀胱则小便短少而黄。热为阳邪，故黄色鲜明。热盛津伤则便秘。胃失和降则恶心呕吐、纳呆。湿热阻于肝胆，疏泄不利，气滞血瘀，则胁部胀满拒按。舌苔黄腻、脉弦数为湿热困遏脾胃、壅阻肝胆之征象。

治法：清热利湿退黄。

代表方：茵陈蒿汤加减。

6. 诊断：淋证（热淋）

分析：因病人嗜食煎炒辛辣之品，加之饮酒之后，酿生湿热，下注膀胱，膀胱气化失司，水道不利而致小便频数、尿道灼热刺痛、少腹拘急胀痛；湿热之邪于卫阳相搏，则恶寒发热；灼伤津液，则口干口苦、大便秘结、尿色黄赤；舌红苔黄腻、脉滑数为湿热内盛之征。

治法：清热利湿通淋。

代表方：八正散加减。

7. 诊断：胃痛证型：肝胃郁热

分析：肝主疏泄而喜条达，病人自绝经二年来，情绪不稳，心烦易怒，肝气郁结，日久化热，邪热犯胃，故胃脘灼痛、痛势急迫；肝胃郁热，逆而上冲，故嗳气泛酸；肝胆互为表里，肝热夹胆火上乘,则口干口苦;肝火上扰心神,则夜寐不安、早醒梦多;大便干结、喜喝冷饮、舌质红、苔黄腻均为里热之象;脉弦数,乃肝胃郁热之征。

治法:疏肝理气,泄热和胃。

代表方:丹栀逍遥散加减。

8. 诊断:胁痛(肝气郁结)

分析:病人右胁肋部胀痛,病人出现情志不畅,继而出现右胁肋部胀痛,走窜不定,并牵及肩背部,嗳气,善太息,纳呆,脘腹胀满,舌苔薄白,脉弦等证候表现,此乃属肝气郁结之证。情志失畅,肝失疏泄,气机郁滞,阻于胁络,不通则痛,故出现右胁肋部疼痛。气滞则胀痛走窜,或循经引及胸脘肩背。肝气郁结与情志变化密切相关,故疼痛发作及轻重随情志而变化。肝气犯胃乘脾,胃失和降则嗳气、善太息、纳呆。气机郁滞则脘腹胀满。脉弦主肝郁气滞。

治法:疏肝理气。

代表方:柴胡疏肝散加减。

9. 诊断:内伤发热(血瘀发热证)

分析:体温虽高而自觉并不热,是无表热可知;口不渴,便亦不结,是无里热又可知;胁痛不移、舌质黯、脉弦涩是瘀血内结之象;瘀血为病在血分,血属阴,故其发热以午后为甚。

治法:活血化瘀。

代表方:血府逐瘀汤加减。

10. 诊断:痹证(痰瘀痹阻证)

分析:久居水上,感受寒湿,日久则损伤阳气,壅滞经络,阻滞气血,故肢体多个关节疼痛;久病入络,寒湿痰瘀互结而不散,故关节肿大、晨起僵硬、梭状变形;筋脉失养,故四肢肌肉萎缩;寒湿为阴邪,其性凝滞收引,故筋脉拘紧,关节曲伸不利,疼痛夜甚,遇寒冷加重;舌黯红、脉细涩为气滞血瘀之征。

治法:化痰行淤,益痹通络。

代表方:桃红四物汤加减。

11. 诊断:咳嗽(痰湿蕴肺型)

分析:因外感后调摄不周,肺卫受损,卫外功能不固,故易感受外邪而反复咳嗽;子盗母气,脾气亏虚,运化失司,痰浊内生,上壅于肺,肺气不利,故见咳声重、痰多色白质黏、胸闷气粗;脾不升清,则大便溏泄;气血生化乏源,故饮食减少、形体日渐消瘦、体力日渐减退;舌苔白腻、脉濡滑为痰湿内蕴之征。

治法:健脾燥湿,止咳化痰。

代表方:二陈汤合三子养亲汤加减。

12. 诊断:腹痛(饮食停滞)

分析:根据病人出现腹部胀痛8小时而诊断为腹痛。由于病人暴饮暴食后起病,有腹部胀满疼痛、嗳腐吞酸、厌食、痛而欲泻、泻后痛减、大便臭秽、舌苔厚腻、脉滑数等证候,此乃属饮食停滞证。因食滞胃肠,气机不利,故腹部胀满疼痛。食滞不化,腐败作酸,故嗳腐吞酸、厌食。食积下行则痛而欲泻。泻后食滞暂减,腑气暂通,故腹痛亦减。食浊壅滞肠中,传导失常,故大便臭秽。舌苔厚腻、脉滑均为食滞内停之象。

治法:消食导滞。

代表方:枳实导滞丸加减。

13. 诊断:头痛(肝阳上亢)

分析:肝肾阴虚,水不涵木,肝阳上亢,循经上扰清空,故头痛头胀,伴眩晕。胁为肝之分野,肝郁胁络失和则胁痛。肝阳上扰心神,故心烦易怒、失眠多梦。脉沉弦有力为肝阳上亢之征,肝与胆相表里,肝郁化火,肝火上炎,胆气上逆则口苦。火盛则舌红苔薄黄。

治法:平肝潜阳。

代表方:天麻钩藤饮加减。

14. 诊断:中风,阴虚风动

分析:病人患高血压病史10余年,平素常有眩晕头痛、耳鸣等肝肾阴虚表现,故见眩晕头痛、耳鸣面赤、腰腿酸软等下虚上实之症。风阳夹痰入络,经脉痹阻,出现口眼歪斜、口角流涎、语言謇涩、半身不遂。舌体歪斜颤动、舌质红、脉弦细数是阴虚阳亢风动之征,舌苔黄腻为痰热内蕴之候。

治法:滋阴潜阳,息风通络。

方药:镇肝息风汤加减。

15. 诊断:中风,痰火淤闭证

分析:肝阳暴张,阳亢风动,气血上逆,痰火壅盛,清窍闭塞,神明不用,故突然昏仆、不省人事。痰火内闭,故牙关紧闭、面红气粗、两手握固。风阳痰火痹阻经脉,气血运行不畅,故半身不遂、口眼歪斜。肝风窜犯络道,则肢体拘急。身热汗出、舌质红绛、苔黄腻、脉弦滑数为肝阳痰火内盛之征。

治法:息风清热,豁痰开窍。

代表方:安宫牛黄丸。

16. 诊断:泄泻(脾胃虚弱证)

分析:根据病人解稀烂便,日解3~6次,无黏液脓血的临床表现,故诊断为泄泻病证。因病人有解稀烂便反复11年的病史,此次又因稍进油腻品而出现解稀烂便,大便溏薄,夹有不消化食物,食少腹胀,乏力气短,面色萎黄,舌淡苔白,脉细弱,此乃属脾虚之证。由于脾气虚弱,清气不升,运化无权,水谷水湿不化,故大便溏薄夹有不消化食物。进食油腻之品或饮食不慎,难以运化,复受其伤,故大便次数增多。病本于虚,故迁延反复,日久不愈。脾胃亏虚,化源不充,故食少腹胀、面色萎黄、乏力气短。舌淡苔薄、脉细弱均为脾胃虚弱之征。

治法:健脾益气化湿止泻。

代表方:参苓白术散加减。

17. 诊断:水肿(肾阳衰微证)

分析:平素劳累过度,肾气亏虚,肾阳不足,膀胱气化无权,水泛肌肤,发为水肿。膀胱开合失常,出现尿少;肾气虚则出现腰酸乏力,阳气不足,不能温达四肢,则出现畏寒肢冷;脾气虚,运化失职,则出现进食少、腹部胀满;气血生化乏源,导致气血亏虚,不能上荣头面,故见面色苍白、头晕。舌质淡胖、苔白、脉细为气虚水停之象。

治法:温肾助阳,化气行水。

代表方:济生肾气丸合真武汤加减。

18. 诊断:胸痹(气阴两虚)

分析:年过半百,肾气渐虚,肾阳虚衰不能鼓动五脏之阳,引起心气不足,血脉失于温煦,鼓动无力而痹阻不通,发为胸部阵阵隐痛,胸闷气短,心中动悸;心气不足,功能活动衰减,故神疲懒言、倦怠乏力;卫外不固,则易汗出;舌质淡红,舌体胖且边有齿痕,脉虚细为气虚,气血不充之象。

治法:益气养阴,活血通脉。

代表方:生脉散合人参养荣汤。

19. 诊断:泄泻(脾肾阳虚)

分析:脾胃虚弱所以不能腐熟水谷,输布精微,除脾胃本身之外,同时亦需赖肾阳之温煦,肾中阳气不足,则命门火衰,阴虚盛极之时,即令人洞泻不止也。泄泻日久,脾虚益甚,脾胃虚弱不能运化精微,聚水成湿。

治法:健脾补肾化湿。

代表方:四君子汤合四神丸加减。

20. 诊断:喘证(虚喘,肾气虚)

分析:年高久病,肺肾俱虚,肾不能助肺纳气,气失摄纳,逆气上奔,发为喘促气短,呼多吸少,动则喘甚,气不得续;下元亏虚,根本不固,故小便常因咳嗽而失禁;形体失于温养,则面青肢冷;舌淡苔白、脉沉弱为肾气虚之象。

治法:补肾纳气。

代表方:肾气丸合参蛤散加减。

21. 诊断:臌胀(肝肾阴虚)

分析:愤怒及辛热之酒类易伤肝阴,肝肾同源,病久则肝肾两虚,阴损及气,气化不利,水液停聚中焦,致气机壅滞,血行受阻,气、血、水互结于中而腹大坚满、腹部青筋暴露;真阴亏虚,形体失养故形体消瘦、面色晦滞;虚火内生,则小便短少、午后潮热、口燥咽干、心烦少寐、鼻时衄血;舌红绛少津、脉弦细数为阴虚水液停聚之征。

治法:滋养肝肾,凉血化瘀。

代表方:六味地黄丸或一贯煎合膈下逐瘀汤加减。

22. 诊断:消渴(下消,肾阴亏虚)

分析:病人年高久病,肾阴亏虚,虚火内生,上燔于肺,则口渴多饮、口干唇燥、皮肤干燥;虚火上扰清窍则头晕耳鸣;中灼脾胃则纳食增加;肾失濡养,开阖固摄失权,水谷精微随小便排出体外,故尿频量多,浑浊如脂膏;腰膝酸软、舌红少苔、脉细数为肾阴虚内热之象。

治法:滋阴补肾,润燥止渴。

代表方:六味地黄丸加减。

(牛晓玲　曹惠英　李远鹏　谢明夫)

第十章　中医的非药物干预手段

【内容要点】

1. 概念

（1）一源三歧：督、任、冲三脉均起于胞中，同出会阴后别道而行，称为"一源三歧"。

（2）腧穴：腧穴是人体脏腑经络之气输注于体表的特殊部位，也是针灸推拿以及其他一些外治法施术的部位。

（3）经穴：是指分布并归属于十二经脉和任督二脉的腧穴，也称十四经穴，简称"经穴"。

（4）骨度分寸定位法：是指以体表骨节为主要标志，折量全身各部的长度和宽度，定出分寸，作为腧穴定位的方法。

（5）指寸定位法：是指依据病人本人手指所规定的分寸以量取腧穴的方法。

（6）刺法：古称"砭刺"，后称"针法"。是用各种针具在人体的不同部位施以不同的刺激手法，以达到防治疾病目的的一种方法。

（7）行针：又称运针，即将针刺入穴位后，为了使之得气、调节针感和进行补泻操作而施行的各种手法。

（8）得气：进针后施以一定的针刺手法，使针对针刺部位产生经气感应，即病人在针刺部位出现酸、麻、胀、重的感觉，而医者手下也有沉紧的感觉，这种针下感应就是得气，又称针感。

（9）晕针：是指在针刺过程中，病人突然出现头晕目眩、面色苍白、身出冷汗、心慌气短、恶心欲吐甚至晕厥等现象。

（10）灸法：是用某些燃料熏灼或温熨体表，通过经络的调整作用，达到防治疾病目的的一种方法。

（11）拔罐疗法：指用点火或抽气等方法使罐内形成负压，使其吸附于皮肤患处或腧穴上，从而产生刺激，使局部皮肤充血或瘀血，以达到防治疾病目的的方法。

（12）推拿手法：用手或肢体的其他部分，按各种特定的技巧动作，在人体体表施行的操作方法，称为推拿手法。

2. 经络与腧穴　经络学说包括经络系统的组成、十二经脉走向规律、交接规律、分布规律、表里关系；奇经八脉的特点及功能；经络的生理功能及经络学说的应用。

腧穴分为经穴、经外奇穴和阿是穴三类。常用的腧穴定位方法有体表标志定位法、"骨度"分寸定位法、指寸定位法和简便取穴法。

十四经脉均有其固定的循行路线，在其循行路线上分布有重要腧穴。

3. 针刺疗法　毫针基本操作技术包括持针、进针、行针、补泻、留针和出针等，其中行针后会出现得气现象。毫针针刺意外主要有晕针、滞针、弯针等,应注意预防、妥善处理。三棱针法主要有点刺法、散刺法、刺络法、挑刺法。皮肤针叩刺方法包括循经叩刺、穴位叩刺、局部叩刺等,刺激强度分为轻、中、重三种。

耳穴在耳郭上的分布有一定的规律。一般来说,耳郭好像倒置的胎儿,头部朝下,臀部朝上;操作方法主要有毫针法和压丸法。

4. 艾灸疗法 临床常用艾灸方法有艾炷灸、艾条灸、温针灸和温灸器灸,其中艾炷灸有直接灸和间接灸;艾条灸包括温和灸、雀啄灸和回旋灸。艾灸的治疗作用主要表现为温经散寒、扶阳固脱、活血化瘀及预防保健。

5. 拔罐与刮痧疗法 常用的罐有玻璃罐、竹罐、陶罐、抽气罐等。罐的吸附方法有火罐法、煮罐法、抽气法。拔罐的运用方法主要有留罐、闪罐、走罐、刺血拔罐。常用的长方形刮痧板的持板方法有刮法持板方法、揉按法持板方法、拍法持板方法。常用刮痧法有刮法、角推法、点按法、角揉法、拍打法等。

6. 推拿疗法 根据手法的动作形态作为命名原则,将推拿手法分为摆动类、摩擦类、挤压类、叩击类、振动类和运动关节类六大类手法。摆动类手法包括一指禅推法、滚法、揉法等。摩擦类手法包括摩法、擦法、搓法、抹法等。挤压类手法包括按法、拿法、捏法、踩跷法等。叩击类手法包括拍法、点法等。振动类手法包括抖法、振法等。运动关节类手法包括摇法、扳法、拔伸法等。

7. 针灸推拿应用 中风、偏头痛、落枕、颈椎病、肩周炎、肱骨外上髁炎、腱鞘囊肿、梨状肌综合征、急性腰肌扭伤、腰肌劳损、腰椎间盘突出症、退行性膝关节炎、踝关节扭伤、面神经炎等为针灸推拿治疗的常见病和优势病种。

【重点和难点解析】

1. 经络的理解 数千年的医疗实践以及现代的各种医学研究实验,都证明了经络的客观存在,但其物质基础和作用机制却不能为已有的现代科学和医学知识所说明。到目前为止,关于经络的认识仍以抽象概念为主,即经络是人体运行气血、联系脏腑、沟通内外、贯穿上下的通道。

2. 奇经八脉 奇,异也。奇经,即不同于正经的经。与十二正经有所不同,即不直属脏腑,又无阴阳表里相配,且无循环流注和交接规律,有的经脉与奇恒之府(脑、髓、骨、脉、胆、女子胞)有密切联系,有异于十二正经,故统称"奇经"。

3. 腧穴的治疗作用 每个腧穴的治疗作用都比较多。十四经穴主要有近治作用、远治作用及特殊治疗作用。

4. 得气 得气与治疗效果密切相关。在针刺过程中如遇到得气较慢或不得气时,应及时调整针刺角度和深度,并检查取穴是否准确,手法是否得当等,必要时留针候气或重新提插捻转以待气至。

5. 针刺补泻 针刺补泻是根据病情需要而采用的两种不同的针刺操作方法。补法,能鼓舞人体正气,使低下的功能得以恢复旺盛,适用于虚证;泻法,能疏泄病邪,使亢进的功能恢复正常,适用于实证。主要补泻手法有提插补泻、捻转补泻、徐疾补泻、迎随补泻、呼吸补泻、开阖补泻和平补平泻。

【方法指津】

1. 经络腧穴需要记忆、理解知识点较多,首先鼓励歌诀背诵记忆。如十二经脉流注次序,可运用歌诀"肺大胃脾心小肠,膀肾包焦胆肝脏"记忆;十二经脉走向规律,可运用《灵枢·逆顺肥瘦》中"手之三阴,从胸走手;手之三阳,从手走头;足之三阳,从头走足;足之三阴,从足走腹"记忆。搜集歌赋或自编歌诀,提高记忆。其次充分发挥联想进行理解,取类比象是重要的中医思维方式。如阳经走于身体外侧,阴经走于身体内侧,联想阴阳属性即可理解;阳经走于身体背部,阴经走于身体腹部,联想"面朝黄土,背朝天",所以背为阳,腹为阴。

2. 注重思考,掌握规律。十四经脉的循行比较复杂,记忆时一定去繁就简,先从十二经脉的循行分布规律着手,再进一步深入学习。

3. 重复式记忆方法。腧穴的定位,一定先听老师讲解,再看针灸模型人,最后在自己身上定位,接下来再看教材文字讲解、看模型、再自身定位,如此反复,才能准确定位、记忆牢固,记忆需要多次重复。

4. 注重基本功、勤于苦练。针刺、艾灸、拔罐、刮痧、推拿等操作要达到操作娴熟,需要注重课后基本功连线,比如毫针操作需要在针包上反复练习,才可能在指力及对针的控制性方面有较好表现。其他针灸技术及推拿操作亦是如此。

【测试习题】

一、名词解释

1. 腧穴
2. 经穴
3. 骨度分寸定位法
4. 指寸定位法
5. 刺法
6. 灸法
7. 行针
8. 得气
9. 推拿
10. 一指禅推法
11. 摩法
12. 拿法
13. 拔罐疗法
14. 刮痧疗法

二、填空题

1. 十四经穴,简称_____,是指分布并归属于十二经脉及_____循行路线上的腧穴。

2. 根据人体各种体表标志确定腧穴位置的方法称_____。人体的体表标志有_____、

_____两种。

3. 腧穴是_____之气输注于体表的特殊部位,是针灸、推拿以及其他一些外治法施术的部位。

4. 根据骨度分寸定位法,前发际正中至后发际正中为_____寸,后发际正中至第七颈椎棘突下为_____寸,两乳头之间为_____寸,耳后两乳突之间为_____寸。

5. 列缺穴位于前臂桡侧缘,桡骨茎突上方,腕横纹上_____寸,当肱桡肌与拇长展肌腱之间。

6. 常用的行针手法有_____、_____,辅助手法有_____、_____和_____。

7. 毫针的构造分为_____、_____、_____及_____五部分。

8. 临床常用的进针法有_____、_____、_____和_____四种。

9. 临床常用的补泻手法有_____、_____、_____、_____、_____、_____、_____。

10. 临床常用的灸法有_____、_____和_____三种。

11. 艾炷灸一般分为_____和_____两种。

12. 常用的间接灸有_____、_____、_____和_____。

13. 艾灸的作用主要有_____、_____、_____、_____。

14. 三棱针法中主要的操作方法有_____、_____、_____和_____。

15. 皮肤针法根据叩刺部位的不同分为_____、_____和_____三种刺法。

16. 根据手法的动作形态可以将推拿手法分为_____、_____、_____、_____、_____和_____六大类。

17. 推拿手法操作的基本要求,应做到_____、_____、_____和_____,从而达到深透。

18. 临床上常用的摆动类手法有_____、_____、_____。

19. 罐的种类有很多,常用的有_____、_____、_____、_____。

20. 罐的吸附方法主要有_____、_____、_____。

21. 常用的刮痧法有_____、_____、_____和_____。

22. 用拇指与其他手指相对用力,将治疗部位的皮肤夹持、提起并捻搓前移,称为_____。

23. 用_____、_____、_____、_____等部位叩打体表,称为叩击类手法,主要包括_____、_____等。

24. 摇法主要有_____、_____、_____、_____等。

25. 常用的艾条灸有_____、_____、_____三类。

26. 腧穴分为_____、_____、_____三类。

27. 两虎口平直交叉,食指尖下取穴为_____。

28. 斜刺是指进针时针身与皮肤表面呈_____角左右刺入。

三、选择题

A1 型题

1. 相表里的经脉有
    A. 手太阴肺经与手阳明大肠经　　　　B. 手厥阴心经与手太阳小肠经
    C. 手少阴心包经与手太阳三焦经　　　D. 足阳明胃经与足太阴脾经

  E. 足太阳膀胱经与足少阴肝经

2. 阴经与阳经的交接部位在

  A. 头面   B. 胸   C. 腹

  D. 手足   E. 咽喉

3. 循行于上肢内侧后缘的经脉是

  A. 心经   B. 肺经   C. 心包经

  D. 脾经   E. 肝经

4. 十二经中,循行既达到目内眦又到目外眦的经脉是

  A. 手太阳小肠经   B. 手阳明大肠经   C. 手少阳三焦经

  D. 足太阳膀胱经   E. 足少阳胆经

5. 任脉的终点是

  A. 目内眦   B. 口唇   C. 目眶下

  D. 胞宫   E. 会阴

6. 以下哪个腧穴是足少阳胆经穴

  A. 听宫   B. 肺俞   C. 涌泉

  D. 外关   E. 阳陵泉

7. 位于肘关节周围的腧穴是

  A. 曲池   B. 阳池   C. 风池

  D. 曲泉   E. 风门

8. 阳白穴的刺法是

  A. 平刺   B. 斜刺   C. 直刺

  D. 向眉心刺   E. 向口角刺

9. 下列属于急救穴的是

  A. 太阳   B. 承山   C. 委中

  D. 水沟   E. 大椎

10. 听宫可以治疗

  A. 泄泻   B. 耳鸣   C. 神经衰弱

  D. 消化不良   E. 肩臂疼痛

11. 中风脱证最适宜的间接灸是

  A. 隔姜灸   B. 隔盐灸   C. 隔附子饼灸

  D. 隔蒜灸   E. 隔细辛灸

12. 长针进针采用的进针法为

  A. 提捏进针   B. 舒张进针   C. 夹持进针

  D. 指切进针   E. 管针

13. 斜刺的角度应为

  A. 5°左右   B. 15°左右   C. 30°左右

  D. 45°左右   E. 60°左右

14. 下列皆为行针辅助手法的是

  A. 提插法、捻转法、震颤法   B. 提插法、捻转法、弹柄法

  C. 提插法、捻转法、刮柄法   D. 提插法、捻转法、刮柄法

　　E. 刮柄法、弹柄法、循法

15. 疾徐补泻的补法是

　　A. 进快出慢　　　　　　　　　　B. 进慢出快

　　C. 进慢出慢　　　　　　　　　　D. 进快出快

　　E. 进则先慢后快,出则先快后慢

16. 老、弱、幼及初诊病人以及敏感度高的部位,应用皮肤针法治疗时,宜

　　A. 轻叩　　　　　　　B. 重叩　　　　　　　C. 中叩

　　D. 以上皆可　　　　　E. 以上皆不可

17. 艾灸的作用不包括

　　A. 温经散寒　　　　　B. 扶阳固脱　　　　　C. 活血化瘀

　　D. 预防保健　　　　　E. 清热解毒

18. 耳穴在耳郭上的分布有一定的规律,与内脏相对应的穴位集中在

　　A. 耳垂　　　　　　　B. 耳舟　　　　　　　C. 对耳轮上脚

　　D. 对耳轮下脚　　　　E. 耳甲

19. 擦法运动形式是

　　A. 单向直线　　　　　B. 往返直线　　　　　C. 环形

　　D. 弧形　　　　　　　E. 不确定

A2 型题

20. 张女士,66 岁。胃脘隐痛 2 年,喜温喜按,饥饿痛甚,得食痛减,舌质淡,舌苔白,脉象沉迟无力。针刺治疗取穴中脘,宜采用

　　A. 指切进针法　　　　B. 舒张进针法　　　　C. 提捏进针法

　　D. 夹持进针法　　　　E. 单手进针法

21. 夏女士,36 岁。因目赤肿痛 2 天来诊,伴迎风流泪。针灸取穴睛明,下列操作不正确的是

　　A. 病人闭目,医者用左手食指将眼球推向外侧固定以方便取穴

　　B. 进针沿眼眶缘缓慢直刺 0.3~0.5 寸

　　C. 不提插捻转

　　D. 出针后要注意按压以防出血

　　E. 可艾炷灸

22. 陈先生,58 岁。腹泻 2 年,黎明之前脐下作痛,肠鸣即泻,泻后即安,兼腹部畏寒,腰背怕冷,腰膝酸软,面色淡白无华,肢倦乏力,舌质淡,舌苔白,脉象沉迟而弱。针刺治疗,宜用

　　A. 泻法　　　　　　　B. 补法　　　　　　　C. 平补平泻

　　D. 清法　　　　　　　E. 和法

23. 牛女士,42 岁。头痛 1 周,伴颈部、肩背不适,恶风寒,遇风寒则痛甚,得温戴帽则痛减,舌苔薄白,脉象浮紧。针灸治疗主穴之一太阳穴,属于

　　A. 手太阴肺经腧穴　　B. 手阳明大肠经腧穴　C. 任脉腧穴

　　D. 督脉腧穴　　　　　E. 经外奇穴

24. 张先生,54 岁。头痛 3 年,呈刺痛,痛有定处,固定不移,反复发作,每当夜间而疼痛加重,面色晦黯,舌质紫黯,脉象弦涩。针灸治疗,取穴血海、三阴交,均位于哪条经脉

　　A. 足厥阴肝经　　　　B. 足太阴脾经　　　　C. 足少阴肾经

D. 足太阳膀胱经   E. 足阳明胃经

25. 钱先生,65 岁。头晕耳鸣 3 年,视物昏花,腰膝酸软,精神萎靡,神疲健忘,舌质红,舌苔少,脉象细数。针刺取穴听宫时应注意

     A. 闭口取穴   B. 张口取穴   C. 不可捻转

     D. 不可提插   E. 必须得气

26. 逄先生,29 岁。胃脘部隐痛不适 1 年,加重 7 天,伴上腹部灼热感,嘈杂不适,饥不欲食,嗳气不适,口咽干燥,大便秘结,舌质红,少苔,脉象细数。针灸宜选哪条经脉腧穴为主

     A. 手太阳小肠经   B. 足厥阴肝经   C. 足阳明胃经

     D. 足太阴脾经   E. 手阳明大肠经

27. 李先生,49 岁。臀部疼痛半年,疼痛沿大腿后侧、小腿后外侧扩散,受凉或活动后加重,卧床休息后其症状可减轻,病人俯卧位,在梨状肌投影处可触及条索状产物,并有明显压痛。治疗主穴为

     A. 内庭   B. 丰隆   C. 阴陵泉

     D. 阳陵泉   E. 环跳

28. 胡先生,74 岁。大便干结 2 年,平时虽有便意但临厕难以排出,伴汗出气短,神疲乏力,面色淡白无华,体倦懒言,舌质淡,舌苔白,脉象虚弱。针刺治疗选足三里为主穴,应如何定位

     A. 在小腿前外侧,犊鼻穴下 2 寸,距胫骨前缘 1 横指

     B. 在小腿前外侧,犊鼻穴下 3 寸,距胫骨前缘 1 横指

     C. 在小腿前外侧,犊鼻穴下 3 寸,距胫骨前缘 2 横指

     D. 在小腿前外侧,犊鼻穴下 4 寸,距胫骨前缘 2 横指

     E. 在小腿前外侧,犊鼻穴下 4 寸,距胫骨前缘 1 横指

29. 韩先生,67 岁。头晕 5 年,伴目眩,头胀而痛,面色红赤,急躁易怒,失眠多梦,口苦咽干,舌质红,舌苔黄,脉象弦细数。选穴风池,以下操作错误的是

     A. 针刺时,针尖应微向下

     B. 针刺深度 0.8~1.2 寸

     C. 在枕骨下,当胸锁乳突肌与斜方肌上端之间的凹陷处取穴

     D. 针刺时,向鼻尖方向斜刺

     E. 直刺

30. 刘女士,37 岁。鼻塞、流涕 3 天,恶风寒,发热轻,头痛身痛,口不渴,咳痰清稀,舌苔薄白,脉象浮紧。用一指禅推法推风府、肺俞,频率应为

     A. 每分钟 30~60 次   B. 每分钟 60~90 次   C. 每分钟 90~120 次

     D. 每分钟 120~160 次   E. 每分钟 160~200 次

31. 王先生,46 岁。咳嗽 5 天,咳嗽声重,痰白清稀,伴鼻塞咽痒,鼻流清涕,头痛,全身酸痛,舌苔薄白,脉象浮紧。针刺治疗取穴肺俞,以下定位准确的是

     A. 在第七胸椎棘突下,旁开 1.5 寸   B. 在第五胸椎棘突下,旁开 1.5 寸

     C. 在第三胸椎棘突下,旁开 0.5 寸   D. 在第三胸椎棘突下,旁开 1.5 寸

     E. 在第五胸椎棘突下,旁开 0.5 寸

32. 胡先生,67 岁。左侧髋关节疼痛 2 年,疼痛较剧,痛似锥刺,痛有定处,局部恶寒怕冷,遇寒痛剧,得温痛减,关节活动受限,舌苔薄白,脉象弦紧。针刺治疗取穴环跳,定位正确的为

A. 在股外侧部,侧卧屈股,当髂后上棘与骶管裂孔连线的外 1/3 与中 1/3 交点处

B. 在股外侧部,侧卧屈股,当髂后上棘与骶管裂孔连线的内 1/3 与中 1/3 交点处

C. 在股外侧部,侧卧屈股,当股骨大转子最高点与骶管裂孔连线的外 1/3 与中 1/3 交点处

D. 在股外侧部,侧卧屈股,当股骨大转子最高点与骶管裂孔连线的内 1/3 与中 1/3 交点处

E. 在股外侧部,侧卧屈股,当髂前上棘与骶管裂孔连线的外 1/3 与中 1/3 交点处

33. 闫女士,21 岁。经前、经期小腹胀痛 1 年,伴乳胁胀痛,经行量少不畅,色紫黑有块,块下痛减,舌质紫黯,脉沉弦。针刺治疗取穴中极,下列定位正确的为

A. 在下腹前正中线,脐下 2 寸处

B. 在下腹前正中线,脐下 3 寸处

C. 在下腹前正中线,脐下 4 寸处

D. 在下腹前正中线旁开 1.5 寸,脐下 4 寸处

E. 在下腹前正中线旁开 1.5 寸,脐下 3 寸处

34. 曲先生,36 岁。发热 3 天,为高热,伴咳嗽、咳痰,微恶风寒,鼻塞,流黄涕,咽喉肿痛,口干微渴,头痛,舌苔薄黄,脉象浮数。针刺大椎穴退热,应于何处取穴

A. 第七颈椎棘突下 　　　　　　　　 B. 第七颈椎棘突下旁开 1.5 寸

C. 第七颈椎棘突上 　　　　　　　　 D. 第七颈椎棘突上旁开 1.5 寸

E. 第七颈椎棘突下旁开 0.5 寸

A3 型题

(35~38 题共用题干)

庞先生,57 岁。早晨起床后出现右侧颈肩部酸胀、疼痛,转颈活动明显受限。查体:右胸锁乳突肌和斜方肌压痛明显,行颈椎 X 线检查未见明显异常。

35. 初步诊断为

A. 颈椎病 　　　　　　 B. 脑梗死 　　　　　　 C. 脑供血不足

D. 落枕 　　　　　　　 E. 蛛网膜下腔出血

36. 根据病人病情,针刺治疗下列配穴最合理的为

A. 大椎、肩髃、阿是穴 　　　　　　 B. 足三里、肾俞、阿是穴

C. 尺泽、列缺、阿是穴 　　　　　　 D. 后溪、照海、肾俞

E. 大椎、足三里、阿是穴

37. 采取推拿治疗,最合理的体位是

A. 仰卧位 　　　　　　 B. 俯卧位 　　　　　　 C. 左侧卧位

D. 坐位 　　　　　　　 E. 站立位

38. 指揉风池、风府、肩井等腧穴,频率应为每分钟

A. 30~60 次 　　　　　 B. 60~90 次 　　　　　 C. 90~120 次

D. 120~160 次 　　　　 E. 160~200 次

(39~43 题共用题干)

关女士,63 岁。因上腹痛 1 天入院。病人因进食生冷食物出现上腹部疼痛,伴腹胀、嗳气,恶心欲吐,无发热等症,大便正常,舌淡苔白,脉弦紧。查体:腹平软,上腹部压痛,无反跳痛。墨菲氏征阴性。血淀粉酶检查未见异常,肝胆胰脾彩超未见明显异常。综合病情,选择针

灸治疗。

39. 最理想的治疗体位为

    A. 仰卧位   B. 俯卧位   C. 左侧卧位

    D. 坐位   E. 站立位

40. 灸中脘穴,应于脐上几寸取穴

    A. 2寸   B. 3寸   C. 4寸

    D. 5寸   E. 6寸

41. 针刺中脘穴,应进针

    A. 0.1寸   B. 0.3~0.5寸   C. 1~1.5寸

    D. 2~3寸   E. 3~5寸

42. 针刺中脘穴,应

    A. 平刺   B. 直刺   C. 向右斜刺

    D. 向肚脐方向斜刺   E. 向左髂前上棘方向斜刺

43. 针刺留针时,嘱病人不要随意变动体位,主要原因为

    A. 避免晕针   B. 变动体位会影响到疗效

    C. 变动体位影响得气   D. 避免弯针

    E. 避免针刺部位感染、出血

(44~47题共用题干)

张女士,69岁。病人于10年前始出现双侧肩部疼痛,呈阵发性,未行系统诊疗,疼痛症状逐渐加剧,且呈持续性,气候变化或劳累后常使疼痛加重,疼痛可向颈项及上肢放射,当肩部偶然受到碰撞或牵拉时,常可引起撕裂样剧痛,疼痛具有昼轻夜重特点,间断服用镇痛药物治疗,于3天前肩部疼痛症状加重,梳头、穿衣、洗脸、叉腰等动作均难以完成,来诊。查体:肩关节向各方向活动均可受限,以外展、上举、内旋外旋更为明显,左肱二头肌长头肌腱沟处、肩峰下滑囊、喙突、冈上肌附着点等处压痛明显。

44. 初步诊断为

    A. 颈椎病   B. 化脓性肩关节炎   C. 肩周炎

    D. 肩关节结核   E. 肩关节脱位

45. 采用针刺治疗,下列选穴最为合理的是

    A. 尺泽、足三里、肾俞、外关、阿是穴   B. 少海、阳陵泉、肾俞、大椎、阿是穴

    C. 肩髃、合谷、曲池、外关、阿是穴   D. 太渊、合谷、曲池、大椎、阿是穴

    E. 列缺、曲泽、肩髃、大椎、阿是穴

46. 病人在针刺过程中突然出现头晕、心慌气短、面色苍白、身出冷汗、恶心欲吐,应诊断为

    A. 得气   B. 晕针   C. 滞针

    D. 刺伤内脏   E. 心绞痛发作

47. 对于该病人下一步的处理正确的是

    A. 继续针刺

    B. 捻转补泻

    C. 停止针刺,将针全部取出,让病人平卧,指切人中等腧穴

    D. 捶击病人心前区

E. 按压足三里

（48~52 题共用题干）

刘先生，35 岁。晨起洗漱时发现口角向右歪斜，左侧鼻唇沟、额纹变浅，左侧眼裂扩大，闭目困难，并伴流泪，来诊。

48. 初步诊断为
    A. 脑梗死　　　　　　　　　B. 脑出血　　　　　　　　　C. 面神经炎
    D. 病毒性脑炎　　　　　　　E. 蛛网膜下腔出血

49. 针刺治疗，主要取穴为
    A. 太阳、地仓、颊车、翳风、合谷、迎香
    B. 太阳、地仓、颊车、翳风、风池、大椎
    C. 手三里、内关、颊车、翳风、合谷、迎香
    D. 商阳、太阳、地仓、颊车、风池、百会
    E. 攒竹、风池、头维、颊车、翳风、百会

50. 灸翳风多选择以下哪种灸法
    A. 瘢痕灸　　　　　　　　　B. 无瘢痕灸　　　　　　　　C. 隔姜灸
    D. 隔蒜灸　　　　　　　　　E. 艾条灸

51. 推拿治疗，对眼轮匝肌、口轮匝肌处以施以何种手法
    A. 按法　　　　　　　　　　B. 拿法　　　　　　　　　　C. 抹法
    D. 拍法　　　　　　　　　　E. 振法

52. 推拿治疗，对于风池穴应施以何种手法
    A. 擦法　　　　　　　　　　B. 拿法　　　　　　　　　　C. 抹法
    D. 搓法　　　　　　　　　　E. 振法

（53~55 题共用题干）

钱先生，27 岁。病人于 1 小时前下楼梯时不慎扭伤踝关节，出现踝关节肿胀疼痛，活动时疼痛加剧，局部皮下瘀斑，来诊。行踝关节 X 线检查未见明显异常。

53. 针刺治疗主穴宜选
    A. 阿是穴、阳陵泉、悬钟、丘墟　　　　　　B. 阿是穴、阳陵泉、照海、涌泉
    C. 阿是穴、阳陵泉、足三里、涌泉　　　　　D. 阿是穴、丰隆、太冲、悬钟
    E. 阿是穴、丰隆、太溪、三阴交

54. 推拿治疗的治法为
    A. 活血化瘀　　　　　　　　B. 消肿止痛　　　　　　　　C. 行气活血
    D. 益精气，强筋骨　　　　　E. 祛寒痛痹止痛

55. 下列处理方法错误的是
    A. 在阿是穴处应用艾条灸　　　　　　　　　B. 抬高患肢
    C. 按揉昆仑、照海等腧穴，以酸胀为度　　　D. 于损伤部位施以大鱼际揉法
    E. 热敷

（56~59 题共用题干）

陆先生，66 岁。病人于 2 年前始无明显诱因出现左侧肘关节外侧疼痛，尤以端、提、拉、拧等动作时更甚，疼痛有时向前臂放射，未行特殊诊疗，疼痛症状逐渐加重，现病人握物无力，甚至持物坠地。查体：肱骨外上髁处有局限性压痛点，压痛可沿前臂桡侧伸肌方向放射，伸肌腱

牵拉试验阳性。X 线检查未见明显异常。

56. 初步诊断为

    A. 肱骨内上髁炎　　　　　B. 肱骨外上髁炎　　　　　C. 肱桡滑膜囊炎

    D. 肩周炎　　　　　　　　E. 颈椎病

57. 毫针针刺治疗宜取穴

    A. 阿是穴、曲池、肩井、大椎　　　　　B. 阿是穴、曲池、列缺、太渊

    C. 阿是穴、曲池、手三里、合谷　　　　D. 太渊、曲池、肩井、大椎

    E. 太渊、合谷、曲池、大椎

58. 关于艾灸治疗,首选

    A. 瘢痕灸　　　　　　　　B. 隔盐灸　　　　　　　　C. 隔附子饼灸

    D. 艾条灸　　　　　　　　E. 以上都不对

59. 关于推拿治疗,下列说法错误的是

    A. 按揉阿是穴　　　　　　B. 摇肘关节　　　　　　　C. 拍肘关节

    D. 拔伸肘关节　　　　　　E. 搓抖上肢

四、简答题

1. 腧穴的定位方法有哪几种?

2. 曲池穴的定位及主治?

3. 毫针针刺前需要做哪些准备工作?

4. 临床常用的进针法有哪些?

5. 常用的行针手法有哪些? 辅助手法有哪些?

6. 晕针的表现为何? 怎样处理及预防?

7. 推拿手法的基本要求有哪些?

8. 何为一指禅推法? 简述其动作要领。

9. 拔罐时常用的罐的吸附方法有哪几种?

10. 常用刮痧法有哪几种?

11. 在刮痧过程中若遇晕刮该如何处理? 如何预防晕刮?

五、论述题

1. 临床常用的艾灸方法有几种? 试述之。

2. 试述摇法的操作要领及临床应用。

3. 试述肩周炎的临床表现及针推治疗。

【参考答案】

一、名词解释

1. 腧穴:是人体脏腑经络之气输注于体表的特殊部位,也是针灸推拿以及其他一些外治法施术的部位。

2. 经穴:是指分布在十二经脉和任督二脉循行路线上的腧穴,也称十四经穴。

3. 骨度分寸定位法：是指以体表骨节为主要标志,折量全身各部的长度和宽度,定出分寸,作为腧穴定位的方法。

4. 指寸定位法：是指依据病人本人手指所规定的分寸以量取腧穴的方法。

5. 刺法：是用各种针具,在人体的不同部位施以不同的刺激手法,以达到防治疾病目的的一种方法。

6. 灸法：是用某些燃料熏灼或温熨体表,通过经络的调整作用,达到防治疾病目的的一种方法。

7. 行针：又称运针,即将针刺入穴位后,为了使之得气、调节针感和进行补泻操作而施行的各种手法。

8. 得气：进针后施以一定的针刺手法,使针对针刺部位产生经气感应,即病人在针刺部位出现痠、麻、胀、重的感觉,而医者手下也有沉紧的感觉,这种针下感应就是得气,又称针感。

9. 推拿：是在中医理论的指导下,结合现代医学理论,运用推拿手法刺激病人的体表部位与穴位,并运动病人的肢体,以达到防治疾病目的的一种治疗方法。

10. 一指禅推法：用大拇指指端或罗纹面着力于一定部位或穴位上,沉肩、垂肘、悬腕,通过腕关节的摆动和拇指关节的屈伸活动,使产生的力持续作用在治疗部位上。

11. 摩法：以手指指面或手掌掌面,附着于一定部位或穴位上,以腕关节为中心,连同前臂做有节律的环旋运动。

12. 拿法：用拇指和示、中二指,或用拇指与其余四指相对用力,在一定穴位或部位上进行节律性地提捏。

13. 拔罐疗法：指用点火或抽气等方法使罐内形成负压,使其吸附于皮肤患处或腧穴上,从而产生刺激,使局部皮肤充血或瘀血,以达到防治疾病目的的方法。

14. 刮痧疗法：是指应用特制的刮痧器具,在人体体表的腧穴、经络及特定部位进行刮拭,以达到防治疾病目的的一种治疗方法。

二、填空题

1. 经穴　任督二脉
2. 体表标志定位法　固定标志　活动标志
3. 脏腑经络
4. 12　6　8　9
5. 1.5
6. 提插法　捻转法　循法　刮柄法　弹柄法
7. 针尖　针身　针根　针柄　针尾
8. 指切进针法　舒张进针法　提捏进针法　夹持进针法
9. 提插补泻　捻转补泻　徐疾补泻　迎随补泻　呼吸补泻　开阖补泻　平补平泻
10. 艾炷灸　艾条灸　温针灸
11. 直接灸　间接灸
12. 隔姜灸　隔蒜灸　隔盐灸　隔附子饼灸
13. 温经散寒　扶阳固脱　活血化瘀　预防保健
14. 点刺法　散刺法　刺络法　挑刺法
15. 循经叩刺　穴位叩刺　局部叩刺

16. 摆动类　摩擦类　挤压类　叩击类　振动类　运动关节类

17. 持久　有力　均匀　柔和

18. 一指禅推法　滚法　揉法

19. 玻璃罐　竹罐　陶罐　抽气罐

20. 火罐法　煮罐法　抽气法

21. 刮法　角推法　点按法　角揉法　拍打法

22. 捏

23. 手掌　拳背　手指　掌侧面　拍法　点法

24. 颈项部摇法　肩关节摇法　髋关节摇法　踝关节摇法

25. 温和灸　雀啄灸　回旋灸

26. 经穴　奇穴　阿是穴

27. 合谷

28. 45°

三、选择题

1. D　2. D　3. A　4. A　5. C　6. E　7. A　8. A　9. D　10. B　11. B　12. C
13. D　14. E　15. B　16. A　17. E　18. E　19. B　20. B　21. E　22. B　23. E　24. B
25. B　26. C　27. E　28. B　29. E　30. D　31. D　32. C　33. C　34. A　35. D　36. A
37. D　38. D　39. A　40. C　41. C　42. B　43. D　44. C　45. C　46. B　47. C　48. C
49. A　50. E　51. C　52. B　53. A　54. B　55. E　56. B　57. C　58. D　59. C

四、简答题

1. 答：主要有四种。

（1）体表标志定位法：是指以体表解剖学的各种体表标志为依据来确定腧穴位置的方法。体表解剖标志,可分为固定标志和活动标志2种。固定标志是指不受人体活动的影响而固定不移的标志;活动标志就是利用关节、肌肉、皮肤随活动而出现的凹陷、突起或皱纹等作为取穴标志的一种方法。

（2）"骨度"分寸定位法：是指以体表骨节为主要标志,折量全身各部的长度和宽度,定出分寸,作为腧穴定位的方法。

（3）指寸定位法：是指依据病人本人手指所规定的分寸以量取腧穴的方法。包括中指同身寸、拇指同身寸、横指同身寸（一夫法）3种。

（4）简便取穴法：是指应用一种简便易行的定位方法来取穴的方法。

2. 答：

曲池穴的定位：在肘横纹外侧端,屈肘时当尺泽与肱骨外上髁连线中点。

主治：发热,吐泻,眩晕,咽喉肿痛,牙痛,风疹,湿疹,上肢麻木、瘫痪、疼痛等。

3. 答：

（1）要对初诊或对针刺恐惧的病人,做好解释工作,以解除其思想顾虑,积极配合治疗。同时医者也要沉着冷静,切不可鲁莽浮躁。这样既可减少针刺异常情况的发生,又可取得良好的疗效。

（2）正确的选用合适的针具。选择针具要注意两点：①要注意针具的质量,针尖是否带钩、变钝,针身和针根是否弯曲、缺损、有毛刺或折痕。②要根据病情及病人的具体情况、施术的不同部位选择合适规格的针具。

（3）指导病人选择正确的体位。应根据针刺的腧穴,指导病人采取适宜的姿势,要以病人舒适、耐久和医者便于针刺操作为原则。一般可采用仰卧位、俯卧位、侧卧位、仰靠坐位和伏案坐位等。

（4）严格针刺消毒。针刺前消毒包括三方面,即针具的消毒、医生手指的消毒和病人穴位的消毒。

4. 答:临床常用的进针法有4种。

（1）指切进针法:用押手拇指或示指指甲切按在穴位旁,刺手持针,将针紧靠指面刺入皮肤,适用于短针的进针。

（2）夹持进针法:以押手的拇和示指二指挟持消毒干棉球,捏住针身下端,将针尖固定于穴位处,刺手持针柄,双手同时用力,将针刺入皮肤,适用于长针的进针。

（3）提捏进针法:是用押手拇指和示指将针刺部位的皮肤捏起,刺手持针从捏起处的上端刺入,适用于皮肉浅薄部位的进针。

（4）舒张进针法:用押手拇指和示指将针刺部位的皮肤向两侧撑开、绷紧,刺手持针刺入,适用于皮肤松弛部位的进针。

5. 答:常用的行针手法有提插法和捻转法。

（1）提插法:将针刺入皮肤后,在人体一定的深度内将针由浅层刺入深层,再由深层提至浅层的操作方法。

（2）捻转法:进针后,用拇指、示指、中指三指挟持住针柄作一前一后来回捻动。

辅助手法主要有循法、刮柄法和弹柄法等。

（1）循法:针刺后不得气或得气不显著时,用手在经络上下循按或叩打的方法。

（2）刮柄法:是指针刺入一定深度后,用指甲刮动针柄的方法。

（3）弹柄法:将针刺入一定深度后,用手指轻弹针柄,使针身微微震动的方法。

6. 答:晕针是指在针刺过程中,病人突然出现头晕目眩、面色苍白、身出冷汗、心慌气短、恶心欲吐甚至晕厥等现象。

处理:应立即停止针刺,并将针全部取出,让病人平卧,放低头部,注意保暖,饮些温开水或白糖水,休息片刻,即可恢复。重者可在上述处理的基础上,指切或针刺人中、合谷、内关等穴,即可恢复。必要时可配合其他急救措施。

预防:要消除病人的思想顾虑和精神紧张,病人饥饿和疲劳时不予针刺,针刺时手法不要过重,取穴不要过多等。

7. 答:推拿手法操作的基本要求,应做到持久、有力、均匀、柔和,从而达到深透。

（1）"持久"是指手法持续运用一定时间,不能断断续续。

（2）"有力"是指手法必须具有一定的力量,这种力量是根据病人的体质、病证、部位的不同而灵活增减。力过之与不及均影响治疗效果。

（3）"均匀"是指手法动作要有节奏性,速度不要忽快忽慢、压力不要时轻时重。

（4）"柔和"是指手法要轻而不浮,重而不滞。用力不宜生硬粗暴或用蛮力,变换动作要自然。

8. 答:用大拇指指端或罗纹面着力于一定部位或穴位上,沉肩、垂肘、悬腕,通过腕关节的摆动和拇指关节的屈伸活动,使产生的力持续作用在治疗部位上,称为一指禅推法。

一指禅推法的动作要领有四点。

（1）手握空拳,拇指伸直盖住拳眼,自然着力,不可蛮力下压。

（2）腕部摆动时,肘关节略低于腕,桡侧要高于尺侧,以肘为支点,前臂作主动摆动,带动腕部和拇指指间关节做屈伸活动。

（3）压力、频率、摆动幅度要均匀,动作要灵活。

（4）频率每分钟 120~160 次。

9. 答:(1)火罐法:利用燃烧的热力排出空气,形成负压吸附在皮肤上的方法。主要有闪火法、投火法、贴棉法、滴酒法 4 种方法。

（2）煮罐法:先将完好无损的竹罐放在锅内,加水煮沸,用镊子将罐口朝下夹出,迅速用凉毛巾紧扪罐口,立即将罐扣在应拔部位,即能吸附在皮肤上。多用于治疗风寒湿痹等症。

（3）抽气法:先将备好的抽气罐紧扣在需拔罐的部位上,用抽气筒将罐内的空气抽出,使之产生负压,即能吸在皮肤上。此法适用于任何部位拔罐。

10. 答:常用的刮痧法有以下几种:

（1）刮法:刮法是最基本、最常用的刮痧方法,临床主要用于出痧。本法适用于身体比较平坦的部位。

（2）角推法:主要适用于全身各部位的经络循行线,没有出痧效果。

（3）点按法:适用于肌肉比较丰厚部位的腧穴。

（4）角揉法:主要针对全身各个部位的腧穴、病灶进行点的刺激。

（5）拍打法:多用于四肢,特别是肘窝和腘窝处。

11. 答:在刮痧过程中,如果病人出现精神疲惫、头晕目眩、面色苍白、恶心欲吐、出冷汗、心慌、四肢发凉或血压下降、神志昏迷时,应立即停止刮痧,抚慰病人切勿紧张,助其平卧,注意保暖,饮温开水或糖水,一般即可恢复,必要时可按压人中、百会、内关、足三里等穴。

对于精神过度紧张、身体虚弱者,在刮痧前做好解释工作,消除病人的恐惧心理,同时在刮痧操作过程中手法轻柔,切忌粗暴用力,并仔细观察病人神色变化,一旦有不适情况及时处理,可以有效预防晕刮。

五、论述题

1. 答:临床常用的艾灸有艾条灸、艾炷灸、温针灸 3 种。

（1）艾条灸:也称艾卷灸,是指将艾条一端点燃,对准腧穴或病患处进行熏烤的一种方法。①温和灸:将点燃的艾条对准腧穴或患处 2~3cm 处进行烤灸,使局部有温热感而无灼痛为宜,一般每穴灸 3~5 分钟,使皮肤红润为度。此法临床应用广泛,适用于一切灸法使用的病证。②雀啄灸:将点燃的艾条,对准腧穴或患处,像鸟雀啄食状,一上一下移动熏灸。此法热感较强,适用于患部面积小或小儿疾患、胎位不正等。③回旋灸:将点燃的艾条,在腧穴或患处,做左右方向的移动,或反复的旋转烤灸。此法热感较广,适用于患部面积大或风寒湿痹、瘫痪等。

（2）艾炷灸:以艾绒为材料制成的圆锥形小体,将其点燃进行灸治的方法。包括直接灸和间接灸 2 种。①直接灸:是将艾炷直接放在皮肤上施灸的一种方法。如将皮肤烫伤化脓,愈后留有瘢痕者称为瘢痕灸;如以局部皮肤充血、红晕,不灼伤皮肤,灸后不留瘢痕者,称为无瘢痕灸。②间接灸:又称间隔灸,是在艾炷与皮肤之间加一层间隔物而施灸的一种方法。常用的间隔物有生姜、大蒜、食盐、附子饼等。

（3）温针灸:针刺得气后在留针的时候,将一小团艾绒捏裹在针柄上,或用一小段艾条穿孔套在针柄上,点燃施灸,使热力通过针身传入穴位深处。此法适用于既需留针又需艾灸的病证。

2. 答:(1)摇法的操作:用一手握住关节近端的肢体,另一手握住关节远端的肢体,使关节做被动的环旋运动,称为摇法。主要有颈项部摇法、肩关节摇法、髋关节摇法、踝关节摇法,具体操作如下:①颈项部摇法。病人坐位,医者立于侧后方,一手托住其下颌部,一手扶住枕后部,双手相反方向用力,做前后左右的环转摇动。②肩关节摇法。病人坐位,医者立于侧方,用一手托住肘部,另一手挟其肩部,做肩关节的小幅度环转运动,称托肘摇法(又称小幅度摇法);若一手握住其腕部,另一手挟其肩部,做肩关节的大幅度环转运动,称为肩关节大幅度摇法。③髋关节摇法。病人仰卧位,屈膝屈髋。医者立于病人一侧,一手握住病人足跟,另一手扶其膝部,做髋关节的环旋运动。④踝关节摇法:病人仰卧位,下肢自然伸直。医者一手托住病人足跟部,另一手握住其足趾部,做踝关节环转运动。

(2)摇法的动作要领:①必须在各关节的生理活动范围内进行操作。②操作时动作要缓慢,用力要稳,幅度由小到大。

(3)摇法的临床应用:①部位。适应于四肢关节,颈椎、肩、髋、踝关节。②作用。滑利关节、松解粘连,舒筋活血。③治疗。运动功能障碍,关节疼痛、屈伸不利。

3. 答:本病为肩关节周围软组织退行性、炎症性病变,是以肩关节疼痛与运动功能障碍为主症的常见病。

(1)临床表现:①肩关节疼痛。早期呈阵发性疼痛,常因天气变化及劳累而诱发,以后逐渐发展为持续性疼痛,并逐渐加重,昼轻夜重,夜不能寐,不能向患侧侧卧。肩部受到牵拉时,可引起剧烈疼痛。此外在肩关节周围有广泛的压痛,并可向颈部及肘部放射。②功能活动受限。肩关节各个方向的主动和被动活动均受限。特别是当肩关节外展时,出现典型的"扛肩"现象。严重时,肘关节功能亦受限,屈肘时手不能摸肩。日久,三角肌等肌肉发生不同程度的失用性萎缩,出现肩峰突起、上臂上举不便、后伸欠利等症状。

(2)针推治疗:①针灸治疗。主穴选阿是穴、肩髃、肩贞、肩中俞、曲池、合谷、外关、阳陵泉;配穴:可选择尺泽、后溪、小海、合谷、列缺等。②推拿治疗。病人取坐位,医者首先用㨰法或一指禅推法施术于患侧肩前部、肩外侧、腋后部及上臂内侧,往返数次;再按揉阿是穴、肩髃、肩贞、肩中俞、曲池、手三里、合谷,配合患肢的被动上举、内收、外展、外旋活动;接着拿患侧肩背部及上肢部肌肉,做肩关节的摇法、拔伸法、扳法,以病人耐受为度;最后搓、抖肩及上肢部,施术 2~3 遍,擦患侧肩背部,以透热为度。

(程艳婷)

第十一章　中医非药物干预验案选

【内容要点】

1. 掌握中医的非药物干预主要方法针刺、艾灸、推拿、刮痧、拔罐的基本概念和操作要领。
2. 熟练运用四诊八纲进行常见病的中医辨证。
3. 了解常见疾病的中医病因病机分析。

【重点和难点解析】

1. 针刺的补泻手法,一般如迎随补泻即顺补逆泻,意思是顺着经络走形方向针刺为补,反之为泻;另外还有开阖补泻、捻转补泻、呼吸补泻、提插补泻等。
2. 推拿手法用力技巧,首先不能用"蛮力",要用"巧劲",何为"巧劲",一般指运用杠杆力,另外还应注意有控制的施力。

【方法指津】

1. 验案分析过程中的诊疗思路和对治法选穴的机制分析是本部分的难点,学生在分析病例时应注重运用中医辨证论治的思维来分析。
2. 练习本部分内容时多结合经络腧穴、针灸、推拿、拔罐、刮痧部分的理论内容。

【测试习题】

1. 王女士,20 岁。初诊日期:2015 年 8 月 12 日。5 天前外感风热,开始恶寒发热,全身不适,后转为咳嗽、胸痛、咳吐黄痰。由于失治,来诊前发展为发热胸闷、肌肤灼人、牙关紧闭、项背强直、角弓反张、手指挛急,遂前来诊治。

病例分析要求:
（1）病人先后均患何病何型?
（2）试述病情演变分几个阶段? 各阶段病因病机如何?
（3）来诊时应以何中医非药物方法治疗?

2. 李女士,38 岁。初诊日期:2016 年 11 月 3 日。一年前,因外伤失血较多,发生头痛头晕,心悸怔忡,面色㿠白,神疲乏力,每月月经来潮前后则头痛加重。此次来诊,证见头空痛,眩晕耳鸣,须卧床休息,伴有腰膝酸软,全身无力,并有白带,舌质略红,两脉细弱无力。根据脉证调治二个月后,病情告愈。

病例分析要求:

(1)该患一年前患何病何型?来诊时又应诊为何病何型?

(2)分析来诊时病机。

(3)来诊时应以何中医非药物方法治疗?

3.张先生,42岁。初诊日期:2012年8月7日。病人一周前因事外出,曾住某旅社。因食不洁之物,午夜开始腹痛,凌晨出现吐泻不止,呕吐如喷,泻下如米泔汁,臭秽难闻,经工作人员送往医院治疗。入院时频频吐泻,壮热日渴,腹中绞痛难忍,时有转筋拘挛,面色晦黯,舌色黯红,苔垢腻,脉滑数。

病例分析要求:

(1)对主要证候进行分析。

(2)写出正确诊断及其依据。

(3)来诊时应以何中医非药物方法治疗?

4.李女士,43岁。初诊日期:2013年5月6日。病史:患胃痛十余年,每于秋冬之际,恼怒情志不遂时发病或加重现症状。近期由于郁怒而发病,胃脘痛饥饿时加重,泛吐清水,嗳气不欲食,神情烦躁,两胁作痛,舌红少津,脉弦急。

病例分析要求:

(1)对病人证候进行分析。

(2)写出诊断与分型。

(3)来诊时应以何中医非药物方法治疗?

5.齐先生,33岁。初诊日期:2014年7月。两周前由于恼怒之后,突然发生呃逆,两胁胀痛,呃声洪亮而频,烦渴喜冷饮,大便秘结,小便短赤。近一周来,呃声转急促而不连续,并有心烦不安,前来诊治。医者望其面色红润,舌质红绛有裂纹,切其两脉细数,故诊断为胃火上逆呃逆,以小承气汤治之。3天后,病情不减,口渴便秘加重,前来再诊。

病例分析要求:

(1)分析两周前病患呃逆病因病机。

(2)医者将病患诊为胃火上逆呃逆,用小承气汤治之,为何病情不减,日渴便秘加重?

(3)病人再次来诊时,应以何中医非药物方法治疗?

6.李先生,65岁,初诊日期:2013年4月7日。病人大便坚涩,排便困难两年,腰膝冷痛,四肢不温,面色晄白,喜热怕冷,常临厕努挣,汗出短气,舌淡苔自,脉弱无力。

病例分析要求:

(1)分析病因病机。

(2)正确诊断、分型。

(3)来诊时应以何中医非药物方法治疗?

7.王女士,56岁,初诊日期:2014年5月16日,两年前开始腰痛水肿,初起面肿,后为双下肢肿,经治疗,水肿暂消,但每于劳累或感冒后复发,近三个月来水肿加重,呈全身水肿,自觉少气懒言,食少腹胀,腰膝酸软,畏寒肢冷,近半月来,小便短少,并现五更泄泻,舌淡,苔黑腻而滑,两脉沉细无力。

病例分析要求:

（1）证候分析。

（2）写出正确诊断及分型。

（3）来诊时应以何中医非药物方法治疗？

8. 赵先生,41岁,初诊日期:2014年5月16日。一个月前,身劳汗出,复坐湿地休息,归家后腰以下冷痛。次日,腰冷痛如坐水中,饮食如故,小便自利,舌淡苔白腻,两脉沉缓。

病例分析要求:

（1）证候分析。

（2）试述病因病机及诊断分型。

（3）来诊时应以何中医非药物方法治疗？

9. 魏女士,26岁。初诊日期:2014年5月16日。产后半月以来,一直出现睡则汗出,醒则汗止,头晕乏力,心悸少寐,面色不华,气短神疲,舌淡,两脉虚弱。

病例分析要求:

（1）诊为何病何型?分析病因病机。

（2）本病治疗关键是什么?

（3）来诊时应以何中医非药物方法治疗？

10. 李女士,18岁。初诊日期:2015年4月25日。月经来潮及行经期间小腹冷痛,牵及腰脊痛,经少色黯,时见血块,畏寒肢冷,得热则减,苔白腻,脉沉紧。

病例分析要求:

（1）分析病因病机。

（2）诊为何病何型?

（3）来诊时应以何中医非药物方法治疗？

【参考答案】

1. 答:

（1）病人初患风热感冒,后患风热咳嗽,来诊前所患为热甚至痉。

（2）该患的病情演变共分三个阶。最初阶段的病因病机为:外感风热,侵犯肺卫,气机郁滞,肺失宣降。后发为咳嗽的病因病机是:风热入肺,肺气壅遏不宣,清肃之令失常。转为热甚发痉的病因病机是:邪热入中阳明气分,热伤津液,筋脉失养。

（3）来诊时病属热甚发痉,治以十宣放血结合大椎拔罐或采用膀胱经刮痧治疗。

2. 答:

（1）病人一年前所病当诊断为头痛,属气血亏虚型。来诊前也属头痛,是肾虚型。

（2）分析来诊时病机:一年前发生外伤失血,失血则气血亏虚,脑府失养,发为头痛,由于迁延失治,日久使其肾虚,肾精不足,髓海空虚,脑府失于滋养,故发展为头空痛。

（3）以养阴补肾,兼补气补血之法,用艾灸气海、关元及针刺肾经及胃经穴位治疗为宜。

3. 答:

（1）食入秽浊不洁之物,郁遏中焦,清浊相混,升降悖逆,故吐泻不止,并呕吐如喷,泻下如米泔汁,秽浊之邪窒塞中焦气机,则腹中绞痛难忍,秽浊中阻,郁结蒸腾,而现壮热、头痛。吐泻频作,耗伤津液,而有口渴、心烦。津伤液亏,肢体筋脉失养,出现转筋拘挛。

（2）正确诊断:热霍乱。诊断依据为:①有食秽浊不洁之物之病史。②腹痛吐泻骤然发作,呕吐如喷,泻下如米泔汁。③壮热,口渴,转筋拘挛。

（3）治法：清热化湿,辟秽泄浊。可采用针灸及刮痧等治疗。

4. 答：

（1）病人常于恼怒、情志不遂而发病。肝气郁结,横逆犯胃,则有胃脘部疼痛；肝气横逆上扰心神故精神烦躁。肝胃不和,胃失和降,而有嗳气、泛吐清水、不欲食,胁为肝之分野,肝脉布于两胁,肝气郁结,而现两胁作痛,舌红少津为肝郁已化火之象,脉弦急,主肝主痛。

（2）诊断：胃脘痛,肝气犯胃型。

（3）治法：舒肝,理气,止痛。可采用针刺肝经及胃经等穴位治疗,亦可采用拔罐等治疗。

5. 答：

（1）病人两周前恼怒后发生呃逆,病机为：肝气郁结,横逆犯胃,胃失和降,胃气上逆动膈,发为呃逆。

（2）病人初诊,医者诊为胃气上逆呃逆是不妥的,以小承气汤治之,也属失治。因来诊时,呃声已转为急促而不连续,并现心烦不安,舌质红绛有裂纹,两脉细数。此时胃热已经伤阴,胃失濡润,升降失司而气逆做呃。故呃声虽急但不连续,并现心烦、口渴等证,是诊断的关键。此时应诊为"胃阴不足呃逆",以生津养胃平呃的治疗为宜。

（3）病人再次来诊,不仅胃阴不足,而且又现大肠津伤,可诊为胃阴不足重证。治法可用针刺补益气阴为主的肾经、脾经穴位为主。

6. 答：

（1）病因病机：年老体弱,脾肺气虚,肾阳亦虚,脾虚血亏,不能下润大肠,肺气虚,肃降失司,大肠传导无力,肾阳虚,温煦无权,大肠凝滞,而致大便秘结。

（2）诊断为便秘,属气虚兼阳虚型。

（3）治则：虚者补之。治法可采用艾灸肾俞、大肠俞、次髎等穴位。

7. 答：

（1）证候分析：少气懒言,食少腹胀为脾虚之象,腰膝酸软,畏寒肢冷为肾阳不足之征,水为阴邪,其本在肾,水惟畏土,其制在脾,脾肾阳虚,水湿内停,泛滥肌肤,则全身水肿。水肿日久,脾肾之阳虚衰,黎明之前,阴寒极盛,阳气始复,故现泄泻,脉沉细无力,为虚寒之脉,苔黑有寒热之分,此腻而兼滑,为寒湿可辨。

（2）诊断阴水,脾肾阳虚型。

（3）治法为：温补脾肾,化气行水。可采用针刺配合艾灸的方法。

8. 答：

（1）证候分析；身劳汗出,复坐湿地,感受寒湿之邪,侵袭腰部,阻塞脉络,则腰冷痛如坐水中,湿侵下焦,脾运正常故饮食如故,小便自和,舌淡苔白腻,两脉沉缓,为寒湿内盛之候。

（2）身劳汗出,复坐湿地,寒湿侵袭腰部寒性收引,湿性重滞,寒湿阻遏,气血运行不畅,发为腰痛。诊断：腰痛,寒湿型。

（3）治法：温经通络,祛寒行湿。可采用针刺肾俞、大肠俞、腰阳关、委中等穴位,配合艾灸治疗。

9. 答：

（1）诊断：①盗汗,心血不足型。②心悸,心血不足型。病因病机：产后失血,心血亏虚；汗为心液,心液亏虚而不藏,则外泄盗汗。心血亏虚,神失所养,则心悸。

（2）本病的治疗关键,是补养心血而敛汗。

（3）本病可采用针刺肾经、心包经及督脉穴位治疗。

10. 答:

（1）病因病机:寒湿侵入下焦胞宫,血被寒凝,气机不利,血行不畅,而有上述脉证。

（2）诊断:痛经,属寒湿凝滞型。

（3）可行针刺治疗,针刺处方为:三阴交,合谷,关元、气海等穴位,留针 30 分钟。

（周红军）

第十二章 中 医 人 文

【内容要点】

1.《黄帝内经·素问》之《上古天真论》

（1）熟悉《上古天真论》篇原文,且对原文精要中的重点语句要知之甚详,诸如"……虚邪贼风,避之有时,恬惔虚无,真气从之,精神内守,病安从来……"等。

（2）原文精要中重点语句的译文要求准确、通透。

（3）关于篇名,"上古"王冰注:"玄古也","玄者,远也"。故上古即远古,主要指人类生活的早期时代。同时,"上古之人,其知道者",因善养生,保全真气,所以能够"尽终其天年,度百岁乃去。"因此,将天、真分而释之,似较合理,即"天"指先天;"真"指"真气",亦名"元气"。李东垣云:"真气又名元气,乃先身生之精气也。"正因为元气本于先天,故名"天真",即先天真元之气。

（4）人文启示:《黄帝内经·素问》开篇的《上古天真论》是黄帝和岐伯谈论如何达到健康与长寿目的的重要篇章,且对整部典籍起到提纲挈领的作用。该篇主要讨论:①养生的主要法则、方法及其与健康长寿的关系。②从人体生长、发育、衰老及生殖功能方面的演变,强调肾气在生命过程中的重要作用。③举"真人""至人""圣人""贤人"为例,说明顺应天地四时阴阳而保养精、气、神的程度不同,其寿命也不一样。但就目前人类的能力而言,人体的生理功能只能在功能的正常发挥中维护存在,而功能训练是功能存在和改善的唯一可靠途径,其包括功能训练（认知即意识训练、饮食即食物训练、起居即生活习惯训练、工作即工作习惯训练）和身心健康目标（饱满的精神状态、良好的躯体运动能力、心身运动的和谐）两个方面。

2.《黄帝内经·素问》之《四气调神大论》

（1）熟悉《四气调神大论》篇原文,且对原文精要中的重点语句要知之甚详,诸如"……圣人不治已病,治未病;不治已乱,治未乱,此之谓也。夫病已成而后药之,乱已成而后治之,譬犹渴而穿井,斗而铸锥,不亦晚乎?……"等。

（2）原文精要中重点语句的译文要求准确、通透。

（3）人文启示:该篇提出的"治未病"预防医学思想,不仅反映在古代医学的先进性、科学性的一面,至今尚具实用性。《四气调神大论》具体叙述了在一年四季中适应气候变化的摄生法则,而适应气候变化是养生方法中的关键。同时,还指出了违反四时气候的变化规律,是导致疾病发生的因素,从而进一步指出预防思想的重要性。"治未病"得以实现的前提是精确辨证,其思想体现了"以病人为研究对象,追踪证据、严格评价证据、综合证据、将证据应用于临床实践"的循证医学思想,而这个体现的形式,就是中医辨证论治的过程。

3.《韩非子·喻老》之《扁鹊见蔡桓公》

（1）熟悉《扁鹊见蔡桓公》篇原文。

（2）了解该篇译文大体译义。

（3）关于篇名《韩非子·喻老》是韩非子专门对老子的哲学思想"道"作解释的一部长篇哲学论著,本篇是该论著中的一个论据,内容带有劝喻性,旨意是阐明"制物于细,未兆易谋"等观点。

（4）人文启示:其是以时间为序,以蔡桓公病情的发展为线索,体现了扁鹊的医道精湛、医者之仁及蔡桓公的讳疾忌医。

4.《备急千金要方》之《大医精诚》

（1）熟悉《大医精诚》篇原文,且对原文精要中的重点语句及所揭示的译义要知之甚详,诸如"夫大医之体,欲得澄神内视,望之俨然。宽裕汪汪,不皎不昧。省病诊疾,至意深心……"等。

（2）原文精要中重点语句的译文要求准确、通透。

（3）关于篇名,《大医精诚》论述了有关医德的两个问题:一是"精",即要求医者要有精湛的医术,医道是"至精至微之事",习医之人必须"博极医源,精勤不倦"。二是"诚",即要求医者要有高尚的品德修养,因"见彼苦恼,若己有之""大慈恻隐之心",进而誓愿"普救含灵之苦",且不可"自逞俊快,邀射名誉""恃己所长,经略财物"。而"大医"即指有修行的医者。

（4）人文启示:《大医精诚》出自唐·孙思邈所著之《备急千金要方》第一卷,堪称传统医德文化的经典,被誉为是"东方的希波克拉底誓言"。其融汇了儒家忠孝仁义思想、道家行善积德主张、佛家慈悲救苦理念,是医学史上最全面、最系统的医德专著。该篇体现了以人为本、尊重生命的人本主义思想;医乃仁术、济世救人的儒家仁爱观念;博极医源、精勤不倦的民族敬业精神;重义轻利、清正廉洁的传统道德规范以及严格守信、约之以法的医学严谨职能。

5.《医学源流》之《用药如用兵》

（1）熟悉《用药如用兵》篇原文。

（2）了解该篇译文大体译义。

（3）关于篇名,中国古代兵法贯穿着朴素的唯物主义精神和辩证法思想,包含着大有用场的策略、方法,长期以来中医用药与军事思想有着密切的联系。"用药如用兵"之说正是古代兵法对中医学渗透影响的集中反映。

（4）人文启示:药物防治疾病,是以药性之偏来纠正病性之偏,调整脏腑功能,纠正阴阳偏胜偏衰,使之恢复平衡。中医用药与军事思想有着密切的联系,包括"用药如用兵"与合理组方;"并敌一向"与用药"效宏力专";"势险节短"与强攻快攻;"非危不战"与慎重用药等方面。

【重点和难点解析】

中医药学不仅为人类积累了丰富而实用的防治疾病的经验与方法,同时其广博精深的文、史、哲、伦理、社会学等人文知识使中医药学形成了独具特色的人文精神并传承至今。

中医药学具有强烈的人文属性,它的起源、发展与中国传统文化密切相关。中医药学深受传统伦理文化的影响,对医学本身、医者素质等都有着深刻的认知。其中,"以人为本"的贵生思想、"仁爱救人"的崇高品格、"济世救人"的善行善举以及"治未病"的养生之术等均为中医药学人文精神受到传统文化影响的具体体现。在诸子百家中尤以儒家("不为良相,便为良医"及"医为儒医"等)、道家("淡泊名利,无为自然"等)思想对中医药学人文精神的影响更为深远。

【方法指津】

中医人文精神不只是在人文层面给予中医学发展提供了给养,更在于其以一种方法学意义上的内涵为中医学的发展提供了支撑,此有利于在中医学术继承、创新的过程中,为中医理论的学习和教育树立人文理念,为中医学术的创新和发展开拓人文视野,为中医学的现代发展和进步养成人文情怀。因而,在学习中医人文一章节中,除了传统的继承、发扬、创新之外,还应多层面进行联系、结合,且赋予现代元素,不仅体现中医自身的整体观念特色,更能揭示其内在核心涵义,学术发展才能更为长远。

【测试习题】

一、名词解释

1. 恬淡虚无
2. 天癸
3. 天真
4. 治未病
5. 精诚
6. 大医

二、填空题

1. 中医药学不仅为人类积累了丰富而实用的防治疾病的经验与方法,同时其广博精深的_____、_____、_____、_____、_____等人文知识使中医药学形成了独具特色的_____并传承至今。

2. "_____"的贵生思想、"_____"的崇高品格、"_____"的善行善举以及"_____"的养生之术等均为中医药学人文精神受到传统文化影响的具体体现。

3. 在诸子百家中尤以_____、_____思想对中医药学人文精神的影响更为深远。

4. "……虚邪贼风,避之有时,_____,_____,_____,病安从来……"

5. "女子七岁,_____,齿更发长。二七,而_____,任脉通,太冲脉盛,_____,故有子。"

6. "医之始,自_____。_____考,至岐黄"。岐黄即指《_____》,是中医现存最古老的_____典籍,其以_____形式阐述医学至理。

7.《上古天真论》是黄帝和岐伯谈论如何达到_____目的的重要篇章,且对整部典籍起到_____的作用。

8.“是故圣人_____,_____此之谓也。夫病已成而后药之,乱已成而后治之,譬犹_____,_____,不亦晚乎?”

9. 早在两千多年前的中医药学就提出了“_____”预防医学思想。

10.“治未病”的作用主要体现在:①治未病之先,_____;②治未发之前,_____,重视先兆,防止发病;③治未盛之时,_____,早治防重,择时而治;④治未传之脏,掌握疾病_____规律;⑤治与否,_____当辨;⑥整体调控,重在_____。

11.“凡大医治病,必当_____,_____,先发之_____心,誓愿普救含灵之苦……”。

12.《大医精诚》出自唐·_____所著之《_____》第一卷,堪称_____的经典,被誉为是“_____”。

13.“圣人之所以全民生也,_____为养,_____为助,_____为益,_____为充,而毒药则以之攻邪”。

14. 中国古代兵法贯穿着_____精神和_____思想,包含着大有用场的策略、方法,长期以来渗透和影响了_____的理论。

15. 历代兵家常胜者,必善用兵,历代医家有为者,必善_____。在_____《伤寒论》之桂枝汤中,以桂枝配白芍,_____,_____,一散一收以调和营卫;生姜配大枣,一表一里,_____,既调营卫,又保_____,其_____,择药之精,组方之巧说明合理组方之重要性。

三、选择题

A1 型题

1.《上古天真论》选自
    A.《黄帝内经》   B.《伤寒杂病论》   C.《难经》
    D.《山海经》   E.《吕氏春秋》

2.《四气调神大论》选自
    A.《伤寒杂病论》   B.《黄帝内经》   C.《难经》
    D.《山海经》   E.《吕氏春秋》

3.《扁鹊见蔡桓公》选自
    A.《孙子兵法·势篇》   B.《黄帝内经·素问》
    C.《韩非子·喻老》   D.《荀子·劝学》
    E.《吕氏春秋》

4.《大医精诚》选自
    A.《黄帝内经》   B.《备急千金要方》   C.《备急千金翼方》
    D.《医方考》   E.《难经》

5.《用药如用兵》选自
    A.《黄帝内经》   B.《伤寒杂病论》   C.《医学源流》
    D.《医方考》   E.《本草纲目》

6.《大医精诚》的作者是

A. 张仲景   B. 李时珍   C. 朱丹溪

D. 孙思邈   E. 扁鹊

7.《用药如用兵》的作者是

A. 张仲景   B. 张从正   C. 朱丹溪

D. 孙思邈   E. 徐大椿

8. 传统医德文化的经典是

A.《黄帝内经》   B.《大医精诚》   C.《备急千金翼方》

D.《医方考》   E.《难经》

9.《大医精诚》的核心是

A. 济世救人   B. 仁爱救人   C. 未病先防

D. 德术并重   E. 以人为本

10. "讳疾忌医"出自是

A.《孙子兵法·势篇》   B.《黄帝内经·素问》

C.《韩非子·喻老》   D.《荀子·劝学》

E.《吕氏春秋》

11. 被誉为是"东方的希波克拉底誓言"的是

A.《黄帝内经》   B.《大医精诚》   C.《用药如用兵》

D.《医学源流》   E.《金匮要略》

12. "治未病"的观点出自

A.《黄帝内经》   B.《大医精诚》   C.《用药如用兵》

D.《医学源流》   E.《金匮要略》

13. 对中医药学人文思想的影响最为深远的是

A. 儒家、法家   B. 儒家、兵家   C. 法家、兵家

D. 儒家、道家   E. 兵家、佛家

14. "不为良相,便为良医"为哪家思想

A. 道家   B. 兵家   C. 法家

D. 纵横家   E. 儒家

15. "淡泊名利,无为自然"为哪家思想

A. 道家   B. 兵家   C. 法家

D. 纵横家   E. 儒家

16.《大医精诚》中的"诚"是

A. 诚实   B. 诚恳   C. 诚信

D. 德高   E. 术精

17.《上古天真论》主要谈论的是

A. 健康与长寿   B. 预防   C. 治疗

D. 养生   E. 祛病

18.《大医精诚》中的"精"是

A. 精微   B. 精细   C. 精准

D. 精湛   E. 精神

19.《大医精诚》中的"大医"是

A. 年老医生　　　　B. 有德医生　　　　C. 有修行医生

D. 有医术医生　　　E. 以上均非

20. 中医注重于

A. 天赋　　　　　　B. 钻研　　　　　　C. 传承

D. 冥想　　　　　　E. 以上均非

四、简答题

1.《大医精诚》的理论核心有哪些？

2. 用药与用兵有何关联？

3.《黄帝内经》的人文特点是什么？

4.《扁鹊见蔡桓公》的故事寓意为何？

5. "……恬惔虚无，真气从之，精神内守，病安从来……"为何意？

6. 如何理解"是故圣人不治已病，治未病；不治已乱，治未乱，此之谓也。夫病已成而后药之，乱已成而后治之，譬犹渴而穿井，斗而铸锥，不亦晚乎"？

7. 如何理解"凡大医治病，必当安神定志，无欲无求，先发大慈恻隐之心，誓愿普救含灵之苦……"？

【参考答案】

一、名词解释

1. 恬淡虚无：思想上安闲清静，不贪不求。

2. 天癸：肾中精气充盈到一定程度时产生的具有促进人体生殖器官成熟，并维持生殖功能的物质。

3. 天真："天"指先天；"真"指"真气"，亦名"元气"。李东垣云："真气又名元气，乃先身生之精气也。"正因为元气本于先天，故名"天真"，即先天真元之气。

4. 治未病：采取相应的措施，防止疾病的发生发展。

5. 精诚："精"，即要求医者要有精湛的医术，"诚"，即要求医者要有高尚的品德修养。

6. 大医："大医"一词原本通"太医"，古时"太""大"相通。汉代时就已经大量出现，然而在当时仅仅指职务名称。从南北朝开始，由于佛教"大医王"概念的融入，才使得"大医"一词出现了与人文关怀等相关的内涵。而到《大医精诚》中，已经很自然地将有修行的医者，称之为"大医"了。

二、填空题

1. 文　史　哲　伦理　社会学

2. 以人为本　仁爱救人　济世救人　治未病

3. 儒家　道家

4. 恬惔虚无　真气从之　精神内守已修改

5. 肾气盛　天癸至　月事以时下

6. 远古　文献　黄帝内经　论文汇编　对话式的文体

7. 健康与长寿　提纲挈领

8. 不治已病治未病　不治已乱治未乱　渴而穿井　斗而铸锥

9. 治未病

10. 防患于未然　防微杜渐　见微知著　传变　虚实　调治

11. 安神定志　无欲无求　大慈恻隐

12. 孙思邈　备急千金要方　传统医德文化　东方的希波克拉底誓言

13. 五谷　五果　五畜　五菜

14. 朴素的唯物主义　辩证法　中医学

15. 用药　张仲景　一阳一阴　一表一里　一辛一甘　胃气　熟知药性

三、选择题

1. A　2. B　3. C　4. B　5. C　6. D　7. E　8. B　9. D　10. C　11. B　12. A
13. D　14. E　15. A　16. D　17. A　18. D　19. C　20. C

四、简答题

1. 传统道德文化是中国传统文化中的重中之重,其渗透于社会生活的各个领域包括医学,"德术并重"历来是传统医学的重要特征。尤其是在儒、道、佛"三教合流"的隋唐时期,孙思邈的《大医精诚》堪称经典。孙思邈在《备急千金要方》之卷首《大医精诚》中将三教德的标准合而为一,形成了他完整和特色的医德。其包括以人为本、尊重生命的人本主义思想,医乃仁术、济世救人的儒家仁爱观念,博极医源、精勤不倦的民族敬业精神,重义轻利、清正廉洁的传统道德规范,严格守信、约之以法的医学严谨职能几个方面。

2. 中国古代兵法贯穿着朴素的唯物主义精神和辩证法思想,包含着大有用场的策略、方法,长期以来渗透影响了中医学。清代兵学家邓廷罗在其所著《兵镜备考》中说"救乱如救病,用兵犹用药",可见,中医用药与军事思想有着密切的联系。"用药如用兵"之说正是古代兵法对中医学渗透影响的集中反映。诸如"用药如用兵"与合理组方,"并敌一向"与用药"效宏力专","势险节短"与强攻快攻,"非危不战"与慎重用药等。

3. "医之始,自远古。文献考,至岐黄"。岐黄即指《黄帝内经》,是中医现存最古老的典籍,其以论文汇编的形式、对话式的文体阐述医学至理。其广博精深的文、史、哲、伦理、社会学等人文知识使中医药学形成了独具特色的人文精神并传承至今。

4. 答

（1）扁鹊医道精湛。说明扁鹊望诊细致准确,其对疾病由表及里、由轻到重的发展过程已有了深刻的认识,并注意到了早发现、早治疗的意义。即中医"治未病"思想的具体体现。

（2）人不能讳疾忌医。有了疾病,应积极早期治疗,即既病防变的"治未病"思想。

（3）医者之仁。扁鹊"四见"蔡桓公说明其不顾忌讳而诚实、耐心地尽到医者的责任,体现了医者仁心的高尚品质。

5. 在思想上要安闲清静,不贪不求,使体内真气和顺,精神内守,这样,疾病又怎么会侵袭你呢?

6. 所以圣人不是等到病已经发生再去治疗,而是治疗在疾病发生之前,如同不等到乱事已经发生再去治理,而是治理在它发生之前。如果疾病已发生,然后再去治疗,乱子已经形成,然后再去治理,那就如同临渴而掘井,战乱发生了再去制造兵器,那不是太晚了吗?

7. 凡是品德医术俱优的医生治病,一定要安定神志、无欲念、无希求,首先表现出慈悲同情之心、决心拯救人类的痛苦。

（万迎晖）

参 考 文 献

［1］陈文松.中医护理学［M］.2版.北京:人民卫生出版社,2011.

［2］奚中和.中医学概要［M］.3版.北京:人民卫生出版社,2008.

［3］李家邦,高鹏翔,刘义海.中医学［M］.7版.北京:人民卫生出版社,2008.

［4］潘年松,温茂兴.中医学［M］.5版.北京:人民卫生出版社,2016.

［5］温茂兴.中医护理学［M］.3版.北京:人民卫生出版社,2014.